Dr. Carlos Jaramillo

EL MILAGRO ANTIESTRÉS

Cómo enfrentar la mayor
epidemia de este siglo

Planeta

Dr. Carlos Jaramillo

EL MILAGRO ANTIESTRÉS

Cómo enfrentar la mayor epidemia de este siglo

A mi mona,
a mi hijo Luciano,
a mis padres
y a mi abuela.

Contenido

53   CAPÍTULO DOS

Las dos caras de la moneda

El cuerpo físico

Las soluciones

INTRODUCCIÓN

Houston, tenemos problemas

Cuando me levanté de la cama noté una rara sensación en el dedo pulgar de mi mano izquierda, pero no le presté mucha atención. Quizás debí haberlo hecho. Era una mañana tranquila de mediados de diciembre del 2014. El año estaba a punto de terminar y ese era mi último día de consultas. Las vacaciones estaban cerca. ¿Qué podía salir mal? No pensé que la señal que me estaba dando el pulgar fuera tan importante.

Algunas horas después, en mi consultorio, me di cuenta de que ya no sentía la mano izquierda. Yo soy zurdo y no podía escribir ni las fórmulas ni las órdenes para mis pacientes, no sentía la presión del lapicero entre mis dedos. Aunque empezaba a tener ciertas dificultades motrices y una notoria pérdida de sensibilidad, las ignoré. ¡Qué buen médico! Continué con mi jornada. Todo estaría bien, supuse.

Regresé a casa algo inquieto. Me dije: "Voy a respirar. Voy a calmarme un poco. Voy a tomarme una cerveza. Voy a estar mejor". No funcionó. Con el paso del tiempo empeoraba. No sentía el codo. Al cabo de un rato no sentía el pie izquierdo –todo sucedía en el mismo lado del cuerpo–, luego se había ido la sensibilidad de mi pierna hasta la altura de la rodilla. Intenté ponerme de pie, no sentí el piso, me caí, mi rostro rebotó contra el suelo. Fue un duro golpe. Podía mover las manos, las piernas, los dedos, pero no sentía nada con ellos. Traté de concentrarme de nuevo en la respiración, que es una herramienta tan poderosa en estos casos. "Vamos, Carlos, calma, estás angustiado, debe ser el cansancio acumulado durante todo el año". Respiraba. No había mejoría. Me llevé las manos a la cara y en ese momento, cuando me di cuenta de que no podía sentir mi nariz, entendí que algo grave estaba pasando. "Houston, tenemos problemas". Saqué una pequeña maleta, puse en ella los elementos de aseo básicos, un par de pijamas y alguna ropa. Llamé a un taxi para que me llevara a las urgencias de una clínica cercana. Yo sabía que el diagnóstico del médico de turno no sería muy tranquilizador. Mi caso no se solucionaría con reposo y un ibuprofeno. De verdad, lo sabía. El pulgar me dio la señal temprano, pero no quise verla.

Diez minutos después de haber llegado al servicio de urgencias estaba acostado dentro de un escáner que me realizaba una tomografía. Los especialistas intentaban descubrir en qué parte de mi cerebro se hallaba la hemorragia o el tumor que podría estar causando la pérdida de sensibilidad. Examinaron bien, pero no encontraron nada.

Al final estuve hospitalizado durante más de un mes debido a una meningitis producida por un virus muy agresivo llamado citomegalovirus. Este suele provocar dicha enfermedad en los pacientes con VIH y en el cuerpo de un doctor colombiano llamado Carlos Jaramillo. ¿Qué es la meningitis? Es la inflamación de las meninges. ¿Qué son las meninges? Buena pregunta. Digamos que es una capa que recubre al cerebro y que lo separa del cráneo. Si no contáramos con ella entonces nuestra masa cerebral estaría en constante roce con la estructura ósea craneal; imagínese lo molesto que sería.

Entre las meninges y el cerebro se encuentra el líquido cefalorraquídeo, que cumple con múltiples funciones inmunológicas y físicas. Recuerde usted que el peso relativo de cualquier cuerpo disminuye al estar sumergido en el agua; pues eso es lo que sucede con nuestro cerebro: gracias al líquido cefalorraquídeo, que se halla dentro del cráneo, sentimos la cabeza menos pesada. Las meninges, entonces, son como una gran bolsa que cubre todo el cerebro y toda la médula espinal hasta su porción más inferior, y que permiten que dicho líquido esté contenido ahí adentro. Cuando se inflaman se produce la meningitis.

Recuerdo que el 31 de diciembre, muchos días antes de terminar mi hospitalización, llegaron a mi cuarto el internista, el hematólogo y el infectólogo, todos con cara de desconcierto. Mi padre, Carlos, me acompañaba en ese momento. Ellos evitaban mirarme a los ojos. Me dieron algunos diagnósticos muy "alentadores", dijeron dubitativos que era muy probable que yo tuviera una leucemia (un tipo de cáncer de la sangre), un linfoma (cáncer del sistema linfático), sida o una inmunodeficiencia primaria, que es como tener la enfermedad anterior, pero no adquirida; se lo explico así: imagine que un día su sistema inmunológico amaneció triste y kamikaze y le dice: "Hasta aquí llegamos, no puedo más, me voy a desconectar, *off*". Eso es una inmunodeficiencia primaria.

Mi padre escuchaba aterrado, en silencio. Los doctores prosiguieron. Me recomendaron que me alejara de las consultas porque el contacto con cualquier paciente con gripa sería muy riesgoso para mí. Que repensara mi oficio lejos del consultorio. Qué bonito pronóstico. Vaya manera de despedir el 2014. Brindemos, doctores, ¡feliz año!

Ese día, ante el miedo que me produjo la noticia, me fui al baño solo, sin ayuda. Necesitaba darme una ducha y llorar sin que mi papá me viera. Él podría hacer lo mismo, llorar tranquilo sin que su hijo se diera cuenta. Enfermedades como estas generan un abismo de silencio e incertidumbre entre el enfermo y su familia. Cuando se encuentran, sonríen. A solas, todos lloran. Así fue mi caso.

Mientras me bañaba me di cuenta de que se me caía el pelo a manojos. Y en ese instante usted me dirá que lo estoy engañando y agregará que yo siempre he sido calvo, como me ha visto en mi consultorio o en las fotos o en mis videos de YouTube. Pues no; le doy esa noticia: antes de la meningitis yo me podía peinar como cualquier persona. Pero ese día, como un efecto secundario causado por los medicamentos que me daban para controlar mi sistema inmune, comencé a perder el pelo. Fue en ese momento cuando tomé la decisión de afeitarme la cabeza. No tenía sentido ir en contra de la realidad.

Cuando mi papá me vio así, no pudo contener las lágrimas: ahora sí tenía la clásica imagen del paciente con cáncer; aunque esa no era mi enfermedad y ni siquiera sabíamos qué me estaba produciendo todos estos cambios en el cuerpo. Desde entonces llevo mi cabeza afeitada, por elección. Ese día aprendí a renunciar al arquetipo que había creado mi mente sobre la "correcta" imagen que yo debía tener, sobre cómo debía lucir para que los pacientes creyeran en mí, o para encajar en la foto tradicional del profesional de la medicina. Ese día aprendí a ser otro Carlos, el que siempre había querido ser. El cambio forzado de mi *look* físico me permitió transformar el *look* de mi estado emocional, espiritual, anímico y personal. Fue un bello cambio.

Reflexión forzada

Durante mi obligatoria estadía en el hospital algunos especialistas planteaban que quizás yo presentaba algún síndrome paraneoplásico, consecuencia no directa de la presencia de algún tumor maligno, que podría estar en cualquier parte de mi cuerpo, no necesariamente en el cerebro. Para averiguarlo me hicieron un escáner PET (tomografía por emisión de positrones) y buscaron cáncer desde el rincón más oscuro de mi cráneo hasta la uña del dedo gordo de mi pie izquierdo. No encontraron nada. El hematólogo sostenía que era muy probable que en algún momento se manifestara mi leucemia y que por eso sugería que cada seis meses me realizara una biopsia de médula ósea. Es decir, él proponía que dos veces al año me sometiera a un examen que consiste en la introducción de una "pequeña" aguja –¡es enorme, es como un tubo de PVC!– en uno de los huesos de la cadera, hasta llegar al tejido esponjoso que alberga en su interior (la médula) para realizar un aspirado y luego analizarlo, porque es allí donde se produce la sangre.

Si usted aún no comprende, se lo explico más fácil. Seguro que en su familia siempre habrá algún aficionado a devorarse los muslos de pollo hasta que no quede rastro alguno de su existencia. Y en el proceso, después de comerse toda la carne del animal, romperá el hueso y succionará con avidez el líquido que este tiene dentro, el tuétano; pues bien, ahí está la médula ósea. Entonces, la aguja que se utiliza para realizar la biopsia a la que me refiero, llega hasta el tuétano. Y es un procedimiento que puede ser muy revelador, pero yo no entendía por qué debía practicármelo cada seis meses si no había señales claras de leucemia. No quiero una de esas agujas en mi cuerpo a menos de que sea totalmente necesario; y usted tampoco la querría, créamelo.

Todas esas semanas en la clínica fueron una prueba. Estuve muy mal, pude haber perdido la vida debido a la infección, o tener un nuevo contagio debido a algún germen hospitalario, porque mi sistema inmunológico estaba con las defensas muy bajas. Los medicamentos que me administraban me producían unas migrañas terribles. Varias veces, a la madrugada, me tuvieron que sedar porque yo no resistía la embestida brutal de las fiebres que me golpeaban. Esas sedaciones me llevaban a una especie de trance, a un estado de meditación profunda que me hizo reflexionar sobre mi manera de vivir. Durante aquellos días yo no podía ver ni hablar muy bien. Olvidaba casi todo. Hay muchos eventos que se borraron de mi mente. Pero tuve un largo tiempo para pensar. Y lo necesitaba.

Lentamente empecé a mejorar y me dieron de alta sin un diagnóstico. Había tenido meningitis, pero remitió. No tenía leucemia. No tenía sida. No tenía ningún linfoma. Tuve una inmunodeficiencia transitoria. ¿Por qué? ¿Cuáles fueron las causas? Ningún especialista era capaz de explicarlo. Ahora podía volver a casa, con más preguntas que certezas, y no sabía cómo seguiría con mi vida habitual. Me resultaba desesperanzador no contar con respuestas claras.

Volver a mi antigua rutina no sería fácil. Las pequeñas tareas me parecían demandantes. Me cansaba al cepillarme los dientes. Estaba absolutamente fatigado. Estaba deprimido, se me olvidaban todos los hechos recientes, pero, por fortuna, el conocimiento adquirido antes seguía intacto en mi memoria, por eso podía seguir atendiendo a mis pacientes. Me sentía huérfano, abandonado y lleno de interrogantes que no sabía cómo resolver.

Y quisiera aclarar algo: en ese entonces yo ya practicaba la medicina funcional, había entendido que no todas las enfermedades se solucionan con un bisturí, ibuprofeno, antibióticos y antidepresivos. Ya sabía que los mejores medicamentos que le podía dar a mi cuerpo se encontraban en la comida que preparaba cada día, en los buenos hábitos, y ante todo en preguntarme el porqué de las enfermedades y en trabajar desde la raíz para curarlas. Pero aún no podía interpretar con claridad el mensaje que me estaba dando la vida. Fueron la meningitis y ese período en el hospital los que me abrieron la puerta hacia el camino que debía seguir y me obligaron a replantearme mi profesión y mi forma de vivir.

Yo quería respuestas y sabía que algunas de ellas las podría hallar revisando de manera detallada qué pasaba en mi cuerpo. Fisiológicamente descubrí que tenía el cortisol totalmente desordenado.

Encontré otras infecciones bacterianas crónicas, diferentes al cito-megalovirus que me había producido la meningitis. Y las infecciones crónicas, como se lo conté en *El milagro metabólico*, hay que revisar-las con atención. Muchas de ellas se quedan latentes en el organismo, como el herpes, por ejemplo, que aparecerá en su cuerpo cada vez que sus defensas estén bajas.

Mi flora intestinal estaba complemente destrozada, y las rutas de desintoxicación de mi hígado no eran eficientes. Estos hallazgos ponían en evidencia que todos los batallones de mi sistema inmuno-lógico, que se supone estaban ahí para defenderme, no podían hacer nada. Trataban de impedir, con palos y piedras, los ataques con tan-ques de guerra de los huéspedes invasores de mi cuerpo. Esa era la realidad. No tenía defensas y el sistema que me permitía responder ante las situaciones estresantes tampoco respondía.

Ausencias necesarias

Investigando, aprendiendo sobre mi propio caso, empecé a com-prender de manera profunda las palabras del célebre psiquiatra sui-zo Carl Gustav Jung (1875-1961), esas que tantas veces había leído y repetido: "La enfermedad es el esfuerzo que hace la naturaleza para curarte" (la frase es muy famosa y tiene muchas traducciones, a mí me gusta esta). ¿Por qué la "naturaleza", o mi cuerpo, hacía un esfuerzo por curarme? ¿De qué me curaba si yo no sentía que estu-viera enfermo? Mientras más avanzaba en mi diagnóstico más lo entendía. A nivel corporal, con la información que tenía, comencé a corregir las fallas de mi organismo. Tuve que hacerlo solo porque ningún especialista quería hacerse cargo de mi caso. Pero en esta ocasión no sería suficiente. Para curar mi enfermedad no bastaba con sanar mi cuerpo físico. Y otra vez recordaba a Jung: "Hasta que no hagas consciente a tu inconsciente, este gobernará tu vida y lo seguirás llamando destino". No era ninguna coincidencia. Había un propósito superior en todo lo que estaba viviendo.

Seguro usted ya ha escuchado lo que voy a decirle, pero quizás no le ha puesto mucha atención, y si no lo ha oído le parecerá increíble, pero no se preocupe, se lo voy a explicar mejor más adelante. Solo el 5 % de nuestros actos son controlados por nuestra mente consciente; el 95 % restante lo controla nuestro inconsciente. Yo lo había leído. Lo sabía. Pero consideraba que era una información adicional, interesante, que quizás le resultaba mucho más útil a mis colegas psiquiatras. Pues bien, después de mi prolongado paso por el hospital, y de todas esas noches de reflexiones, fiebres y estados meditativos inducidos, comencé a valorar más esa apreciación y la usé en mi proceso de mejoría. Sí, ya había encontrado qué pasaba conmigo a nivel fisiológico y estaba trabajando para solucionarlo. ¿Pero quién dijo que nuestra sanación se logra tan solo con curar el cuerpo? En muchos casos las enfermedades las propiciamos nosotros mismos a partir de nuestra mente, nuestras creencias y nuestra manera de vivir. Y aquí le pido un poco de paciencia, esto se lo explicaré en detalle a lo largo de este libro, pero en esta introducción solo quiero dejarlo planteado de manera breve para que usted lo tenga en cuenta y luego me acompañe a desenredar el misterio con la ayuda de una película que me encanta y que es mucho más que un filme de ciencia ficción: *The Matrix* (1999).

Realicé una revisión profunda de la vida que llevaba. Me hice responsable de mi enfermedad. La meningitis no la produjo un alienígena externo que quería matarme; se manifestó desde adentro y estaba muy relacionada con mi profunda desvalorización interior. De un lado, compartía mi vida con una persona que amé, que elegí, pero era una relación que poco me aportaba. Dejé de tomar mis propias decisiones, hice a un lado mis principios, mis elecciones, mis pasiones, mi búsqueda como médico y como persona. No era libre. No era yo. No era mi vida. Y así pensé que debía ser, pero me equivocaba. Hoy honro y agradezco la presencia de esa persona que me acompañó en aquel momento, pero también honro y agradezco su partida. He aprendido que hay ausencias que se agradecen. Si ella no hubiera sido parte de mi historia yo jamás habría pasado por esta situación, no habría adquirido todo este aprendizaje y no estaría escribiendo este libro.

Tenemos que lograr despedirnos en paz, con amor y gratitud. También les dije adiós a otras relaciones tóxicas, a ciertos amigos que no lo eran, a personas que me rodeaban que solo aumentaban mis vacíos. Y me despedí de muchas de mis arraigadas creencias religiosas que, basadas en el temor y la culpa, me hacían pensar que mi enfermedad era la manifestación de algo que yo debía expiar: *¿Qué condena estaré pagando? Seguro me lo merezco*, pensaba a veces en la cama de la clínica. Lo pensaba sin pensar. De manera automática. Así había "programado" mi cerebro durante muchos años. Y estaba convencido de que mi meningitis era una manifestación externa y que no tenía nada que ver conmigo. Estaba muy equivocado.

Volver a mí

Con el paso de las semanas y los meses, pude verlo todo con una gran claridad. Esa mañana de diciembre, cuando mi pulgar me dio las primeras alarmas, que luego continuaron en mi mano y en el resto de mi costado izquierdo, mi cuerpo extenuado me gritó: "Ya que no te quieres dar cuenta de lo que pasa en tu vida, pues yo te voy a dar un aviso. Te voy a frenar física y emocionalmente. Vas a estar un buen tiempo quieto. Solo. Contigo mismo. Y tú verás si sales o no de esta situación, porque solo depende de ti". Yo debía tomar el mando. Tenía que parar. Volver al origen. Volver a mí. Recuperar el amor hacia mí.

A partir de entonces pude ver a la enfermedad como un camino y practiqué la medicina de una forma muy diferente.

Pero al principio me sentía perdido, abandonado en la mitad de un bosque oscuro, sin una salida aparente. Todo este conocimiento era muy interesante, pero ¿cómo podría aplicarlo? En las aulas de medicina no me habían hablado del tema. En las cátedras de Medicina funcional en Estados Unidos me habían enseñado sobre la importancia del bienestar, de la alimentación, de hallar las causas de las enfermedades, pero no de todo eso que había vivido y aprendido en los últimos meses. Tenía que salir del bosque por mis propios medios. Y fue más fácil de lo que pensaba. Bastaba con abrir los ojos. Con prestar atención. Empecé a identificar en mi consulta muchas de esas manifestaciones que yo había experimentado cuando me enfermé. Vi unas cuantas en un paciente con diabetes. Noté otras en una paciente que sufría de migrañas. Detecté muchas de ellas en las personas que atendía cada semana. Estaban ahí. Siempre estuvieron frente a mis narices y yo no las podía interpretar. Todos mis pacientes me contaban sobre sus vidas, sus experiencias, sus elecciones, sus pérdidas, los cambios que habían tenido. Cada uno se desgastaba a su manera y pasaba por alto las señales de su cuerpo. Eran parte del juego de la ceguera del que yo fui partícipe durante tantos años. Ninguno pensaba que su enfermedad tenía una relación directa con ellos. Y lo repito: la enfermedad tiene todo que ver con nosotros. Con usted. Conmigo. Somos responsables de ella y, lo mejor, al darnos cuenta, podemos curarla.

Muchos de los pacientes llegan a los consultorios creyendo que la solución de sus problemas depende de un gran especialista y del medicamento que este les formule. Si se recuperan con la píldora que les recetó el médico, entonces le dirán que es un genio y un salvador. Si no les funcionó el tratamiento, aplicarán la teoría de la canción de Ariana Grande, *Thank you, next*, y buscarán otro doctor que les ofrezca la redención. Así no funciona.

A mí, como paciente y como médico, me tomó un buen tiempo entenderlo. Pero lo comprendí, y así lo digo en mis conferencias en diferentes países y lo repito en mis redes sociales, y en mi consulta y en este libro: el poder de la sanación está en cada uno de nosotros. Cuando hago afirmaciones como esta, la tía Bertha –que después de *El milagro metabólico* se convirtió en la heroína de sus amigas del barrio– suele decirme: "Ay, no, Carlitos, te has vuelto muy *hippie*. Nadie se sana solo, para eso están ustedes los médicos". No, tía. Conozco muchos médicos que sí son sanadores, pero también conozco a muchos sanadores que no son médicos; así como conozco a muchos médicos que no sanan a nadie. Y no es una teoría *hippie*, es real. De lo contrario yo no estaría vivo.

De esa forma lo trabajo con mis pacientes a diario. Les digo que no tengo fórmulas secretas o mágicas para curarlos, yo estoy aquí para enseñarles a sanarse. Los invito a que analicen sus hábitos de vida y las señales que les está dando su cuerpo. Vamos a trabajar juntos. Revisaremos su alimentación, sus rutinas, sus creencias, entenderemos su caso, les formularé medicinas si son necesarias, comenzaremos un tratamiento, pero su mejoría dependerá de ellos. Y les recordaré que su enfermedad no es un castigo, no es una maldición que llegó de otro planeta, que está ahí para enseñarles algo; así lo aprendí yo, a la fuerza, y no quiero que ellos tengan que enfrentar lo mismo.

Nosotros los médicos no somos generadores de milagros ni seres con poderes especiales. Somos, ante todo, orientadores; y deberíamos ser guías que inspiran de manera positiva, no a través de órdenes que producen miedo y que advierten: "Mucho cuidado con lo que hace, siga el tratamiento al pie de la letra o de lo contrario vaya seleccionando una buena funeraria". ¡Qué manera de inspirar! Por eso todos los que nos dedicamos a este oficio deberíamos, además de alimentar nuestra mente con las nuevas teorías, los nuevos tratamientos, los nuevos hallazgos y las nuevas tecnologías; nutrir nuestro ser y nuestra conciencia, para poder trabajar con nuestros pacientes en su mejoría. Para mostrarles que su sanación es una posibilidad real, honesta, y que requiere que comprendan su consciente, reconozcan su inconsciente –del que casi nadie les habla– y puedan salir de ese mundo que ellos mismos han construido con base en sus creencias; esto lo abordaremos en detalle en los próximos capítulos.

Aquí falta algo

En este punto usted debe estar extrañando una palabra que aún no he usado. Y ha sido a propósito. Le he hablado de mi meningitis, de mis días de recuperación y reflexión, de cómo todos esos episodios cambiaron mi manera de vivir y de concebir mi oficio, pero no he mencionado la palabra principal que le da título a este libro, el "estrés". Pues aquí la tiene. Y aunque no la escribí en los párrafos anteriores, está presente en todos ellos, porque el causante de mi enfermedad, y de la mayoría de enfermedades en el mundo, es él. Quería mostrárselo sin nombrarlo. Porque así opera. Porque así funciona. Y cuando por fin lo podemos ver es justo cuando estamos quietos y tumbados en la cama de un hospital.

    ¿Quiere que hablemos del estrés? ¿Quiere que hablemos de sus causas, de sus peligros e incluso de sus beneficios? Prepárese porque está será una larga –y ojalá grata– conversación. Comenzamos en la siguiente página, pero no olvide todo lo que le conté en esta introducción. Es más, le pido que la vuelva a leer cuando termine el libro y, si logré mi cometido, cuando la relea podrá comprenderla de otra forma. Bienvenido a *El milagro antiestrés*.

Quiero pedirle que por favor llene este cuestionario con la mayor sinceridad posible. Solo tiene que responder sí o no. Sus respuestas resultarán reveladoras más adelante.

	SÍ	NO
1. ¿Se siente cansado(a) durante el día?		
2. ¿Ha perdido el interés por cosas que antes le resultaban placenteras?		
3. ¿Se despierta enérgico(a) entre la 1:00 y las 3:00 de la mañana y le cuesta volver a conciliar el sueño?		
4. ¿Ha tenido una reciente disminución del deseo sexual?		
5. ¿Después de hacer ejercicio, su recuperación es lenta?		
6. ¿Le da taquicardia o siente palpitaciones después de realizar pequeños esfuerzos?		
7. ¿Experimenta una disminución en su memoria, en la capacidad de aprender y desempeñarse normalmente en su trabajo o en las labores diarias?		
8. ¿Se ha enfermado últimamente más de lo usual?		
9. ¿Ha tenido una caída inexplicable del pelo recientemente?		
10. ¿Siente que su mente está "nublada"?		
11. ¿Ha tenido ánimo "plano" últimamente?		
12. ¿Tiene bruxismo o dolores musculares frecuentes?		
13. ¿Siente somnolencia durante el día?		
14. ¿Le cuesta quedarse dormido(a)?		

15.	¿Ha tenido varias infecciones respiratorias o intestinales en el último año?	
16.	¿Sufre de depresión, presenta o ha presentado síntomas depresivos o ha tenido crisis de pánico?	
17.	¿Toma o ha tomado algún medicamento psiquiátrico para la depresión, la ansiedad, el pánico o trastornos similares?	
18.	¿Siente que sus defensas están "bajas"?	
19.	¿Va al gimnasio o hace ejercicio y no observa ningún cambio en su cuerpo?	
20.	¿Se siente irritable con frecuencia?	
21.	¿Ha aumentado de peso de manera inexplicable?	
22.	¿Siente que se le "hinchan" los pies y los tobillos sin razón aparente?	
23.	¿Su pelo y sus uñas crecen poco y están débiles? ¿Tiene la piel seca últimamente?	
24.	¿Sufre de dolores de cabeza o de migrañas frecuentes?	
25.	¿Siente taquicardia o tiene cambios mentales cuando toma café?	
26.	¿Siente la necesidad de tomar café para que su cuerpo cuente con energía?	
27.	¿Ha tenido dificultad para concebir un embarazo o presentado alteraciones menstruales?	
28.	¿Tiene poca tolerancia ante los olores fuertes? ¿Le producen dolor de cabeza o sensación de mareo?	
29.	¿Ha disminuido su tolerancia al alcohol? Aunque tome poco, ¿siente la resaca al día siguiente?	
30.	¿Han disminuido su rendimiento académico y su capacidad de aprendizaje?	

Ojo. No se trata de un cuestionario para que usted acumule puntos y pueda sacar cuentas que lo cataloguen entre leve, moderado o casi muerto. Este es un cuestionario para que se conozca mejor.

Un mundo estresado

Estrés. **La palabra la usamos** todo el tiempo y en cada momento del día. En medio del tráfico: "¡Voy tarde, qué estrés!". Cuando llegan las cuentas por pagar: "¡No tengo plata, qué estrés!". En la oficina: "¡Ay, no puedo del estrés!". Este se ha convertido en un problema similar al calentamiento global: sabemos que es cierto, pero no le prestamos la atención debida. Y en este caso no tenemos a una Greta Thunberg que nos lo recuerde. Lo escucho sin descanso en mi consultorio, en las calles, en diversos países, es una conversación recurrente en los cafés y en los bares: "Este estrés me está matando". Pero no entendemos –o no queremos entender– por qué.

El estrés es como un mito ausente de significado. Lo usamos de la misma manera en que utilizamos al *joker* en el póker, puede ser cualquier cosa. Si alguien tiene sobrepeso, cree que es culpa del estrés, o, por el contrario, si está muy delgado, invoca la misma causa. Al estrés se le culpa de todo: de las espinillas, de la resaca, de la gastritis, de la subida del dólar o de la derrota de nuestro equipo de fútbol favorito.

Algunos incluso llegan a afirmar que es un problema genético y dicen que lo han heredado porque todos en su familia son así –esto, obviamente, es falso–. Si sus padres, si sus abuelos, han sido personas estresadas, es probable que usted haya desarrollado de manera *inconsciente* esos patrones que le permiten adaptarse o no al estrés; los adquirió en su convivencia familiar, al ver como su papá o su mamá se relacionaban con él. Pero no culpe por ello a la genética.

Nos dicen también que el estrés tiene una conexión directa con un sinnúmero de afecciones y trastornos como la fibromialgia, las enfermedades autoinmunes, los diversos tipos de cáncer, la fatiga crónica, la depresión, la ansiedad, los episodios de pánico y los terrores nocturnos, entre otros. El listado es extenso. Seguro a usted le ha pasado. Fue donde su médico de confianza porque tenía una molestia abdominal. Cuando este lo examinó ya nada le dolía. Ningún órgano estaba inflamado y el dictamen final del especialista fue: "¡Tienes que bajarle al estrés! Vete de viaje con tu familia". Puede que su diagnóstico haya sido acertado y su propuesta bien intencionada, pero, ¿era eso lo que usted necesitaba?

Tal vez decida viajar a las Bahamas con su esposa, sus hijos y su perro Copito, y su estrés no "baja". Ahí está usted, frente a un mar cristalino, sin encontrar la paz, sintiéndose como el protagonista de la canción *Nassau*, de los Hombres G ("¿Qué coño haré yo en las Bahamas?"). Su angustia crece al pensar cómo pagará las cuotas de la tarjeta de crédito con la que financió esta excursión antiestrés. Y después de esos días de arena y olas volverá a su rutina aún más angustiado. Entonces regresará donde su médico porque el dolor en su estómago (o la opresión en su pecho, o las náuseas, o la sensación de vértigo y asfixia) ha aumentado, y él dirá: "¿No has podido bajarle al estrés?". ¡Como si fuera tan fácil!

Lo primero que deberíamos hacer para poder "bajarle" al estrés es intentar comprender de qué se trata y cómo nos afecta de manera individual. Porque lo que a usted le produce estrés, quizás a otras personas no les provoque la más mínima angustia, o al contrario. Así que es importante entender qué es, cómo nos afecta y qué podemos hacer para aprender a vivir con él y controlarlo. Al menos ya sabe que un viaje a la playa no le garantiza que ese buen "muchacho" desaparezca de su panorama.

Maneras de vivir

En *El milagro metabólico* le repetí decenas de veces que si usted tiene malos hábitos alimentarios y un pobre estilo de vida, seguro provocará un caos en su metabolismo. Este desorden les abrirá las puertas a diversas afecciones y a las enfermedades cardiovasculares, que son las que más muertes causan en el planeta. Si usted leyó el libro, espero que no haya olvidado esa información y siga poniendo en práctica día a día las sugerencias que ahí le di. En esta ocasión quiero hacer énfasis sobre otro dato alarmante: el 80 % de las enfermedades de los niños, los adolescentes, los ancianos y los adultos que habitamos este planeta están determinadas por ese factor decisivo llamado "estilo de vida". ¿Lo recuerda? ¿Cuántas horas trabajamos? ¿Cuántas dormimos? ¿Cuántas le dedicamos a nutrir nuestro cerebro para ser mejores personas?

Si nuestra forma de vivir no es la más adecuada, pronto nos vamos a enterar. Nuestra mente y nuestro cuerpo acusarán el desgaste, prenderán las alarmas y entonces comienza el estrés. Así llegan la falta de sueño, los problemas digestivos (o ese dolor estomacal o aquel vértigo que lo llevaron al médico), las drásticas e inexplicables subidas de peso, el cansancio extremo, o los olvidos permanentes. El organismo no aguanta más y lanza una queja. Pero todos los síntomas anteriores se pueden prevenir. Lo importante es detectarlos y llevar a cabo el tratamiento adecuado para volver al orden inicial.

Me sorprende que cuando nos hablan del estrés la única que suele llevarse toda la atención es la mente. Es obvio que debemos revisar que está pasando con ella, pero sin dejar de lado lo que sucede en nuestro cuerpo, porque él también se estresa. El problema no solo ocurre en la "torre de control": involucra a todo el equipo de operaciones terrestre. No lo pierda de vista. El estrés no es solo "emocional". Aparece por diversas causas. Esa es una de las razones poderosas por las que escribo este texto, para tratar de mostrarle con evidencias y basado en el trabajo que he realizado con mis pacientes, cómo *monsieur* estrés nos ataca desde diversos flancos y, usualmente, ni nos damos cuenta.

Podríamos estar mejor preparados contra su embestida si todos los días cuidáramos la salud de nuestros dos grandes filtros orgánicos: el intestino y la mente, que, además, están conectados de una manera muy poderosa. El primero es un órgano externo que hace parte del interior de nuestro cuerpo. Digo "externo" porque comienza en la boca (el puerto de entrada de los alimentos), continúa su recorrido dentro de nosotros y termina en el ano (el puerto de salida de los desechos corporales). El intestino se encarga de seleccionar qué debe quedarse en nuestro cuerpo y qué debería ser expulsado. ¿Y qué puedo decirle de la mente? Este es otro gran tesoro que maltratamos todo el tiempo porque no cuidamos nuestros hábitos, ni la forma de relacionarnos con los demás, con el mundo y con nosotros mismos. La mente no es un territorio que solo deben trabajar nuestros psicoterapeutas o neurólogos, es un terreno que deberíamos cultivar más y mejor. Y una de mis tareas es explicarle cómo hacerlo.

Estoy convencido de que el estrés nos enferma más cada día y provoca más fatalidades que cualquier otra afección. Es una amenaza silenciosa; sin embargo, podemos identificarla y aprender qué hacer para que no desborde a nuestra torre de control y a nuestro equipo en tierra.

¡Dígamelo ya!

Gracias por su paciencia. Usted debe estar esperando con ansias que por fin le dé una definición de qué es el estrés, porque cree que con ella se aclararán muchas de sus dudas. Le daré varias, claro; pero con estas no culminarán sus preguntas; todo lo contrario, usted querrá saber más. Para eso estamos.

Primero, no hay *una* sola definición que satisfaga a todos los médicos, psicólogos, psiquiatras, terapeutas, pacientes y especialistas del mundo. Pero hagamos el ejercicio. ¿Qué es el estrés? Si nos remitimos a las definiciones más fáciles, es un sustantivo que proviene de la palabra anglosajona *stress*, que hace referencia a la presión física que se aplica sobre un objeto determinado. Pero, a su vez, este término proviene del vocablo griego *stringere*, cuyo significado sería algo así como provocar tensión. Eso lo podrá encontrar en cualquier texto básico sobre el tema, remite al universo de la física y quizás le despierte pesadillas al recordar al profesor que le dictaba esa materia en décimo grado.

Uno de los primeros científicos en postular una definición valiosa para el estrés fue el endocrinólogo austriaco Hans Seyle (1907-1982), quien empezó a estudiar el tema en los años treinta, cuando trabajaba para la Universidad de McGill, en Canadá. Allí realizó varios experimentos con ratas, que en principio tenían otro fin: descubrir una nueva hormona sexual. La investigación no arrojó los resultados que el doctor esperaba, pero lo llevaron hacia un nuevo rumbo. Al revisar las reacciones de estos animales ante las distintas sustancias que les inyectaba los relacionó con algunos síntomas que había visto años atrás en pacientes humanos; estos, sin importar la enfermedad que padecían, presentaban síntomas comunes de fatiga, fiebre, dolores abdominales y en las articulaciones, pérdida de peso y del apetito, entre otros. Con esas primeras señas fue construyendo su teoría.

Volvió a sus ensayos con roedores, pero, como lo recuerda el doctor Diego Bértola, en su artículo "Hans Selye y sus ratas estresadas", esta vez las sometió a "temperaturas extremas, ejercicio extenuante, traumatismos y a la inyección de distintos fármacos". Con base en estas observaciones empezó a construir sus nuevos postulados sobre lo que llamaría "síndrome general de adaptación". El resultado de sus largos años de investigación fue recopilado en su famoso libro *The Stress of My Life*, autobiografía publicada en 1977, donde manifestó que el estrés es una "respuesta inespecífica del cuerpo ante cualquier exigencia". En este sentido, como también lo propone el investigador, el estrés podría producirse también cuando usted está besando por primera vez a la persona que ama.

Esta definición inicial serviría como base para las que vendrían después. Lo curioso, y así lo explicó el doctor en su autobiografía, es que él nunca se sintió cómodo con esa palabra con la que había bautizado a su síndrome. "Francamente, cuando hice esta elección yo no hablaba inglés lo suficientemente bien para diferenciar entre *stress* y *strain*. En la física, *stress* hace referencia a un agente que actúa sobre un cuerpo resistente con la intención de cambiar su forma, mientras que *strain* se refiere a los cambios que se causan en el objeto afectado. Así que debí haberlo llamado 'síndrome del *strain*' ". Por fortuna no lo hizo, o vaya lío que habríamos tenido todos para titular este libro. Más allá de la anécdota, todos los avances posteriores en este campo se los debemos al trabajo revelador de Selye.

Hay otra definición más completa, y quizás la más usada, que tiene como punto de partida el postulado del médico austriaco y afirma que el estrés es un síndrome, o un conjunto de reacciones fisiológicas no específicas del organismo, ante distintos agentes nocivos de naturaleza física o química presentes en el medioambiente. Pero a mí me gusta mucho la explicación que le escuché al doctor Chris Kresser, autor de *Unconventional Medicine* (2017): "El estrés es cualquier evento interno o externo que supera la respuesta de adaptación de nuestro cuerpo". Me parece clara, justa y precisa.

No pretendo hacer un repaso exhaustivo e histórico sobre las modificaciones que ha tenido este término. Esa labor la han cumplido de manera sobresaliente muchos otros autores. Sin embargo, si a usted le interesa continuar con ese aprendizaje lo invito a que revise la bibliografía que propongo al final del libro.

A la larga, el estrés es un mecanismo automático de defensa que todos tenemos en nuestro cuerpo y cuya función es protegernos. Él enciende nuestro sistema de *fight or flight* (de defensa o huida), que es el que nos obliga a salir corriendo cuando enfrentamos una amenaza, sea un tiranosaurio rex, un atracador o una cucaracha voladora gigante. El estrés, por sí solo, no es "malo", pero sí representará un peligro para nuestra salud cuando se presenta en exceso, porque obligará a que el mecanismo de defensa corporal esté encendido todo el tiempo –no solo ante el tiranosaurio rex–, se convierta en un mecanismo patológico y quizás usted termine en las redes de la farmacología tratando de recuperar la calma y la felicidad con las "pepitas" que cambian la vida.

¿Qué pastilla necesito?

Después de varias semanas usted vuelve al consultorio de su médico porque aún tiene ese mismo dolor abdominal que viene y va. Como siempre, al llegar al chequeo, la molestia ha remitido y su especialista, que insiste con el "bájale al estrés" y extrañado por que la estrategia del viaje de vacaciones no funcionó, le dirá que tiene un amigo psiquiatra que podría recetarle unos medicamentos que lo ayudarán.

Así será su entrada al universo de las pildoritas mágicas que curan la angustia, la tristeza, la falta de sueño, los pensamientos negativos y lo devuelven al sendero de la felicidad. Pero seguramente usted no las necesitaba. Lo único que requería era parar por un segundo. "¿Parar, doctor?". Sí, parar. Pensar. Observar. Revisar su rutina. Respirar. Contemplarse a usted mismo y analizar qué está haciendo con su vida. Pero "parar" en el mundo actual, es un verbo que ni usted ni nadie se puede permitir. El sistema productivo no se puede detener. El que piensa pierde. Quien hace una pausa corre el riesgo de perecer arrollado por la jauría acelerada de los adoradores de "el tiempo es dinero". Y en medio de esa velocidad y de esos falsos enunciados sigue creciendo el estrés. Lo puedo apreciar en la mayoría de los pacientes que acuden a mi consultorio.

Las soluciones más fáciles para controlar todos los trastornos causados por el estrés, y quizás las menos indicadas, las brinda la farmacología. Elija usted. ¿Qué tiene? ¿Qué quiere? Hay ansiolíticos, antidepresivos, incluso se han utilizado anticonvulsionantes para manejar a los pacientes en crisis. Y, por supuesto, muchas de estas pastillas milagrosas lograrán que quienes las toman se sientan mejor al cabo de algunas semanas –aunque no siempre lo consiguen–. Hay variados estudios que así lo demuestran. Hay evidencia científica. Pero pocos de esos tratados hablan de la afectación que le causa al organismo el uso prolongado de estas píldoras. Lo voy a decir de manera clara y honesta desde el principio de este libro: yo creo, decididamente, que la mayoría de trastornos de ansiedad y depresión –provocados por el estrés– se pueden curar sin el uso de medicamentos psiquiátricos.

Sé que esta afirmación les parecerá irresponsable a algunos psicoterapeutas y consumidores habituales de estos medicamentos. La tía Bertha, por ejemplo, quien lleva años con sus píldoras para dormir –que en realidad son ansiolíticos–, me lo dijo muy sinceramente: "Carlos, no seas tan burro, tú de eso no sabes. ¿Dónde está tu diploma de psiquiatra?". Y la tía está en lo cierto, yo no soy psiquiatra, soy médico funcional, pero he aprendido mucho del tema porque lo sufrí y me hizo cambiar la manera de ver mi profesión y de afrontar mi vida –tengo mucho que agradecerle a aquella meningitis–, porque he tenido un bello aprendizaje de la mano de mis maestros psicoterapeutas –sus enseñanzas me han llevado a descubrir otros textos y autores que me han abierto los ojos– y, lo más importante, porque lo trabajo a diario con mis pacientes y juntos notamos los buenos resultados de esa metodología. Lo que afirmo lo puedo sustentar a través de mi práctica. No es una teoría temeraria basada en una pseudociencia.

De otro lado, también comprendo que en algunos casos complejos de ansiedad y depresión los pacientes acuden al medicamento psiquiátrico para poder recuperar el control sobre sí mismos y poco a poco volver a su vida habitual. Lo sé porque varias personas cercanas han compartido esas historias conmigo. Todas ellas usaron los medicamentos durante un período específico, bajo la estricta tutoría de sus psiquiatras, y a lo largo de esos meses de tratamiento, aprendieron y desarrollaron nuevas herramientas para su propia "autogestión" –aprendieron a respirar, a meditar, empezaron a ejercitarse, cambiaron su alimentación y sus hábitos de vida– y finalmente abandonaron los medicamentos. ¡Se puede! Claro que sí.

Pero cabe recordar que un buen terapeuta le recomendará usar esos medicamentos y lo acompañará durante el proceso, con la intención final de retirarlos de su vida. Serán una solución temporal. Ese sería el mismo camino que emprendería un especialista que busca sanar a un paciente con diabetes tipo 2, comenzaría el tratamiento usando algunas medicinas, pero se las irá retirando con el paso del tiempo, y de manera responsable. En ningún caso las "pastillitas" serán para toda la vida.

Lo que no comparto es que la medicación psiquiátrica se haya convertido en la única alternativa que ciertos profesionales les brindan a sus pacientes. Estos medicamentos suelen "adormecer" y ralentizar a quienes los toman, disminuyen sus funciones sociales, sexuales y familiares. En algunos casos pueden ser una ayuda transitoria –como lo expliqué–, pero la gran mayoría de personas *no* los necesitan. Y eso deberían decirlo tanto los doctores como las grandes farmacéuticas.

Además, estas pildoritas mágicas pueden generar adicción. Dejarlas no es tan fácil. El trabajo del especialista no debería ser ordenar unas gotitas o unas pastillas de inmediato; primero tendría que hablar con su paciente, revisar su estado e invitarlo a que haga un alto en el camino y empiece a comprender por qué está atravesando ese período ansioso o depresivo. E insisto, no se trata solo de revisar su "mente" –que puede ser solo una parte del problema–, se deben chequear su cuerpo y sus hábitos.

Si nosotros como médicos, sin importar nuestras especialidades, realizamos ese trabajo juicioso con nuestros pacientes, los podremos ayudar a que entiendan su enfermedad como un camino, a que dejen de sentirla como una maldición, y de esta manera podrán evolucionar de manera adecuada. ¿Recuerda la frase de Jung? "La enfermedad es el esfuerzo que hace la naturaleza para curarte". Todo esto lo miraremos sin prisas en los siguientes apartados.

¿Estamos locos, Lucas?

En el documental *Marketing de la locura* (*The Marketing of Madness: Are We All Insane?*, 2010) se hace un retrato particular de la relación poco fiable entre el ámbito de la psiquiatría, las compañías que producen los medicamentos psiquiátricos y las campañas de mercadeo para crear enfermedades y fabricar medicinas que pueden curarlas. Es decir, la academia y las multinacionales inventan un trastorno y al mismo tiempo una nueva pastilla que pueda aliviarlo. Es muy interesante, pero le pido que lo vea con precaución –está en YouTube–:

algunos de sus postulados merecen, al menos, una segunda revisión o, como dirían en el periodismo, un riguroso *fact-checking* (verificación de datos). Los realizadores de este audiovisual pertenecen a la cienciología, y los desencuentros entre esta y la psiquiatría tienen un largo historial. Por tanto, no crea que este documental tiene la verdad absoluta (nadie la tiene). Y aclaro que no soy seguidor de la cienciología, ni de ninguno de sus dogmas o de sus máximos referentes.

Lo que sí es real es que la mayoría de las enfermedades psiquiátricas son al final definidas en una suerte de panel por diversos especialistas del ramo. Se reúnen y eligen las nuevas patologías como si se tratara de un capítulo del concurso *¿Quién quiere ser millonario?* o como si fuera una plenaria del Senado donde los honorables congresistas votan una nueva ley nacional. Estas afecciones o los factores que las producen no se pueden medir en sangre –como sí sucede con el grueso de las enfermedades físicas–, no hay valores claros para diagnosticarlas, solo la observación de unos "expertos". Si sus argumentos resultan convincentes y la mayoría de colegas se muestra a favor de esos hallazgos, habrá nacido otro trastorno mental. Reconozco que estoy simplificando un poco el proceso, pero en términos generales, así se procede.

Todos esos nuevos descubrimientos se incluyen en la gran biblia de los psiquiatras, el famoso *Manual diagnóstico y estadístico de trastornos mentales*, (DSM, por su sigla en inglés), que tuvo su primera versión en 1952 y en ese entonces era un delgado folleto con tan solo 130 páginas. Hoy, esta publicación va en su quinta edición –fue lanzada en el 2013– y tiene la extensión de un viejo directorio telefónico: 991 páginas, en su presentación en inglés. ¿De verdad? ¿Tanto hemos perdido la razón en los últimos 68 años? ¿Se necesitan casi mil páginas para describir todas las *supuestas* enfermedades mentales que padecemos?

Hay varias de ellas que me causan curiosidad, como el "trastorno explosivo intermitente", que incluye la llamada "furia al volante" (*road rage*) o "violencia vial" (así la define la Clínica Mayo). El DSM-5 la describe como: "Arrebatos recurrentes en el comportamiento que reflejan una falta de control de los impulsos de agresividad", y que se puede manifestar como "Agresión verbal (p. ej., berrinches, diatribas, disputas verbales o peleas) o agresión física contra la propiedad, los animales u otros individuos, en promedio dos veces por semana, durante un período de tres meses". ¡Vaya! Quizás usted o yo, en medio de los atascos que se forman en las calles de Bogotá, Ciudad de México, Santiago de Chile, Buenos Aires, Madrid o Nueva York, hemos llegado a sentir ese "arrebato". ¿Tendremos un trastorno explosivo intermitente? ¿Somos presa de la furia al volante? Por favor, vuelva y lea los criterios diagnósticos. ¿Conoce a alguien que no le pueda suceder?

Para cada trastorno creado por la comunidad psiquiátrica, existe un medicamento fabricado por la industria farmacéutica. Pastillas milagrosas diseñadas para aliviar desórdenes que en muchos casos no existen. Así funciona el negocio. Píldoras que se recetan después de leer el voluminoso DSM-5, un texto publicado por la Asociación Estadounidense de Psiquiatría (APA, por sus siglas en inglés), la institución que decide qué tan "chiflado" está el planeta y nos da este libro que sirve de modelo en todo el mundo. Compendio tras compendio tenemos más formas para estar locos. ¡Una maravilla!

El *Manual diagnóstico y estadístico de trastornos mentales* también se convierte en una camisa de fuerza para el psiquiatra. Supongamos que un día llega a su consultorio un paciente que dice sentir alguno de esos trastornos incluidos en el libro. Supongamos que él identifica el caso y, aunque en el DSM-5 se sugiere una medicación, el doctor basado en su experiencia decide comenzar una terapia sin fármacos. Supongamos, por último, que varias semanas después, por causas desconocidas, el paciente decide quitarse la vida. ¿Qué pasará? Que el especialista tendrá que explicar por qué no le dio el medicamento al paciente, por qué desobedeció las indicaciones del manual, y podría encarar un proceso penal. "¡En el libro estaba! ¡En el libro se explicaba!", dirá algún colega que asiste a todos los congresos de psiquiatría patrocinado por una compañía farmacéutica. Ante esa posibilidad, muchos psiquiatras deciden medicar a sus pacientes, aunque no estén seguros de que esas pastillas ayuden a su mejoría. Es triste, es una medicina donde nadie puede elegir; ni el médico, ni la persona que él quiere curar, los dos están condicionados por unos parámetros científicos carentes de rigor y orientados a llenar las arcas de las multinacionales que ofrecen sus píldoras sanadoras.

No pares, sigue, sigue

Creo en la medicina moderna, al fin y al cabo soy médico. Médico-médico, estudié esta carrera en las aulas, aunque las amigas de la tía Bertha, al ver que soy calvo y practico mi profesión de manera diferente sigan preguntándome: "Mijo, ¿pero tú si eres de los que pasó por la facultad o tienes un diploma de esos que te acreditan como gurú *hippie* nueva era?". No, doña Ruth. Soy médico.

Sé que la medicina moderna salva millones de vidas cuando está bien aplicada. Pero no confió en la medicina facilista, en la que solo ofrece capsulitas para garantizar nuestra existencia. ¿No lo podemos ver? Nos dan tabletas de lo que sea para que no paremos, para que usted pueda seguir con su vida de superejecutiva moderna y viaje cada tres días a un continente diferente y continúe trabajando, o para que usted siga con su carrera de emprendedor y no detenga el crecimiento económico de su compañía. "Me siento cansada, doctor", toma tu pastilla y prosigue. "Me siento triste, doctor", toma tu pastilla y adelante. "¿Por cuánto tiempo debo tomarla, doctor?". No importa el tiempo. Quizás para siempre. Tal vez habrá que aumentar la dosis, pero así podrás cumplir tus metas –y ser esclavo de una droga–.

La medicina que yo prefiero es la que se nos ha olvidado practicar y es la que nos invita a volver a mirarnos, a ser conscientes de la coherencia que deberíamos tener en la relación con nosotros mismos, en la manera de alimentarnos, en las relaciones con las personas que amamos, con nuestros amigos, con el vecino, con la tierra que habitamos, con los miedos que nos rondan, con los errores que cometemos, con la muerte que algún día llegará, con los aprendizajes y los aciertos de cada día. En volver a *ser humanos*. Esa medicina es totalmente contraria a la que formula pastillas para "seguir" y continuar la rutina de cualquier forma. Esta medicina busca que hagamos una pausa para contemplarnos y entendernos; y da buenos resultados. Quizás no esté sustentada en un DSM-5 (¡menos mal!) o en investigaciones realizadas en cuatro mil pacientes que incluyen un estudio aleatorizado, triple ciego, multicéntrico, como indica la evidencia científica, pero funciona.

Y si quiere ver esa evidencia lo invito a mi consultorio donde atiendo cada mes a 400 pacientes con quienes trabajo a diario bajo esos simples postulados. Muchos de ellos tienen recaídas durante sus tratamientos por culpa del estrés, porque no saben y no les han dicho cómo manejarlo. A todos les recuerdo que más que una mala noticia es el mejor momento para tomar las riendas de su vida. Para regresar a ellos. Su cuerpo les está recordando que ha perdido el balance y el control porque durante mucho tiempo no les han prestado atención a sus señales. Ocuparse del propio cuerpo no es llenarlo de pildoritas.

Los seres humanos merecemos otra manera de vivir. La vida es una oportunidad y tenemos que sacarle partido. Yo siempre diré que **la mejor medicina que todos podemos practicar es enseñarle a la gente a no necesitarla**. Cuando los médicos, sin importar la especialidad, convertimos a los pacientes en esclavos de nuestras teorías, nuestros tratamientos, en esclavos de los medicamentos que les damos, pues nada estamos haciendo por ayudarlos. Nada.

Hoy, más que nunca, se supone que somos especialistas y ultraespecialistas en todo. Los estudiantes pasan largos años en las universidades para graduarse como profesionales, luego llegan a la vida profesional y empiezan sus posgrados, continúan con un doctorado; se casan, tienen hijos, buscan un posdoctorado, y luego, los que puedan, seguirán haciendo cursos que complementen su conocimiento. Un esfuerzo intelectual que vale la pena, por supuesto. Pero, en medio de todo este proceso de formación y crecimiento laboral, con el que la mayoría de personas buscan una mayor retribución económica, un mejor sueldo, un ascenso, o un cargo directivo, ¿qué pasó con sus vidas?

¿Tuvieron tiempo para sus parejas? No, los horarios no lo permitían. ¿Llevaron a sus hijos al parque los fines de semana? No, era necesario estudiar y trabajar los sábados y los domingos. ¿Tuvieron tiempo para meditar o aprender a respirar? No, esas bobadas que hacen los desocupados, los hare-krishna, los falsos profetas, no sirven para nada porque no producen dinero. ¿Leyeron algún libro sobre cómo ser mejor esposa o esposo, sobre cómo ser mejor madre, padre, vecino o persona? No, esos no eran los textos que recomendaba el sabio profe de finanzas o neurofisiología.

No había tiempo para esas tonterías, pero sí para especializarse y doctorarse en sus respectivas carreras y esperar el tiquete dorado del empleado o el directivo o el maestro del año. Sabios, todos, en sus profesiones. ¡Especialistas que nunca cambiaron un pañal o asistieron a las entregas de notas de sus hijos! ¡Doctores en el consumo de comida basura! ¡Diestros en el arte de trabajar en un avión y todos los fines de semana! Maestros del "no pares, sigue, sigue". Cada quien elige la ruta que quiere recorrer.

Yo no escribo estos párrafos para juzgarlo o para decirle qué es mejor o peor, pero sí los redacté con la intención de pedirle que se detenga por un par de minutos a entender cómo está viviendo. Porque seguro allí encontrará las razones de su estrés. Observe con atención.

Fallamos en lo básico, en nuestra manera de vivir. En entender el propósito de nuestra existencia en este planeta y, de nuevo, de cómo nos relacionamos con todo lo que nos rodea.

Hay una pregunta que a mí me parece muy bella y que nos puede ayudar en esa búsqueda. Le invito a que intente contestarla: ¿Qué clase de ancestro quiere ser? O, ¿cómo le gustaría que la/lo recordaran cuando las nuevas generaciones vean las fotos de su álbum? ¿Será usted la madre ausente? ¿El padre colérico que no tuvo tiempo para su familia? ¿El abuelo monosilábico que se sentaba con la botella de whisky cada domingo en la tarde? Piénselo, porque esa "postal" usted la puede cambiar en este mismo momento. Y lo único que deber hacer es lo que le propuse líneas atrás, *parar*.

Desde el siglo pasado personajes tan visibles como Gandhi, Deepak Chopra, Eckhart Tolle, Ken Wilber, Bruce Lipton, Carl Gustav Jung, Christian Fleche, Osho, Wayne Dyer, Gregg Braden, Joe Dispenza, Neale Walsch, Bob Proctor, Michael Beckwith, Anthony de Mello, Fred Kuttner, Erickson, Bruce Rosenblum, Albert Einstein y, en otra escala, personas como el mismo –y mediático– Tony Robbins, han servido de puente para propiciar el despertar de la conciencia de millones de personas en el mundo.

Pero la base de sus discursos tiene fuertes raíces en la filosofía, las ciencias, el conocimiento, los descubrimientos y las maneras de vivir de otras culturas milenarias. No se trata de una discusión teológica. No importan el culto, la religión o la fe. Lo que nos proponen todos ellos, sin importar si creemos en Dios, el Buda o si somos ateos, es eso, que paremos, que volvamos al origen, a nuestro origen. Que comprendamos, despojados del velo del ego y la arrogancia, cuál es el propósito de nuestra vida. Eso depende de cada uno de nosotros.

Y es una elección importante porque afectará a directamente a nuestra comunidad exterior, llámela familia, grupo de amigos, barrio, ciudad, país, continente o planeta. Asimismo, tal decisión tendrá un efecto crucial en nuestra comunidad interior. Porque eso somos, una comunidad. Revisemos nuestra fisiología, que es la mejor prueba. Nuestro cuerpo está compuesto por 38 trillones de células, y cada una de ellas presenta comportamientos y capacidades diferentes. Las del hígado son distintas a las del corazón o a las del cerebro. Así que estas también conforman sus "grupos". Usted y yo somos un conjunto de átomos, células, órganos, pensamientos, creencias. Si tomamos la opción de parar un poco, para contemplar cómo estamos viviendo, con los ojos abiertos podremos darles más conciencia y coherencia a esas dos comunidades, la interna y la externa. ¿Y qué tiene que ver esto con el estrés? Todo, ya se lo iré contando, por eso, no lo olvide. No vale la pena seguir con el "no pares, sigue, sigue".

¿Qué es la realidad?

Buena parte de los pensadores y autores que cité anteriormente hablan de "el observador". Enric Corbera, en su libro *El observador en bioneuroemoción*, afirma que nosotros solo vemos el mundo que queremos ver. Sé que este psicólogo catalán, quien enfurece a muchos cuando habla de la "biodescodificación", es acusado por varios medios españoles de "charlatán" y tiene legiones de críticos que desprestigian sus teorías, pero sus enseñanzas y conclusiones me parecen muy interesantes como para dejarlas de lado. Por eso aquí las incluyo. En el texto que acabo de citar, Corbera afirma que nuestra observación determinará los acontecimientos futuros que afectarán nuestras relaciones sociales, nuestro trabajo y, especialmente, nuestra salud. Su postulado no es descabellado; de hecho, desde la física cuántica se ha explicado que el observador afecta lo observado. Si le suena demasiado enredado le propongo que visite este enlace abreviado: bit.ly/LaDobleRendija, o escriba "la doble rendija" en el buscador de YouTube, ahí podrá ver un video animado, didáctico, donde se explica este tema. Es increíble.

El concepto del observador simplemente nos recuerda que el mundo es una realidad inventada por nosotros. No estoy diciendo que la Tierra, este libro, su esposa y su mascota no existan. Todos interpretamos el mundo, y los eventos que suceden, de una manera particular, basados en nuestros juicios, nuestras creencias y nuestras experiencias. Y se lo voy a explicar mejor con la ayuda de una película que ya mencioné antes: *The Matrix* (1999). Estoy seguro de que las hermanas Wachowski –sí, hoy son mujeres trans, las dos– realizaron este filme con múltiples propósitos, y uno de ellos era que 21 años después siguiéramos encontrando en ella nuevas capas, nuevos significados, nuevas pistas.

A simple vista, esta cinta que se produjo con 63 millones de dólares y que tuvo un recaudo mundial cercano a los 466, es un relato comercial de ciencia ficción y acción con algunas escenas que marcaron la historia del cine contemporáneo. Pero si revisamos sus capas con atención hallaremos muchas alusiones al tema del que le hablo y al mundo del consciente y el inconsciente. Supongo que en este momento usted va a cerrar *El milagro antiestrés* y querrá repetirse la película para tenerla más fresca en su mente. Vaya. Hágalo, será un buen ejercicio.

De un lado tenemos a Neo (Keanu Reeves), un *hacker* que es contactado por un particular grupo de renegados que le mostrarán las complejidades de esa supuesta "realidad" que enfrenta a diario. Neo, como la mayoría de nosotros, vive en el modo "automático" –o de piloto automático–, es decir, se levanta, sigue su rutina, cumple con su trabajo, acepta todos los patrones de comportamiento con los que nos han formateado el cerebro –que incluyen nuestras ideas religiosas, políticas, la concepción de qué está bien y qué está mal–, sigue a la manada, se hace pocas preguntas, camina con ojos abiertos pero vive con los ojos cerrados.

La interpretación de toda su existencia cambiará al tener un encuentro con Morpheus o Morfeo (Laurence Fishburne), quien lo sacará del modo automático y le mostrará que vive en un mundo imaginario creado por él. "¿Esto no es real?", pregunta Neo. "¿Qué es real? ¿De qué modo definirías real?", le responde Morpheus. Y yo le hago la misma pregunta a usted: "¿Qué es real?". Y volvamos a los ejemplos de los que le hablé antes, de la Tierra, el libro, su esposa o su mascota. Todos existen, por supuesto, pero todos ellos pasan por el filtro de su propia interpretación. Por ejemplo, si usted es un ciudadano occidental creerá firmemente que tener más de una esposa es incorrecto, está mal, es "pecado" –si así lo manda su religión–, es delito, porque su sistema de creencias, su ideología, su moral construida así se lo indican. Pero algo muy distinto podría pensar un habitante de los Emiratos Árabes Unidos, donde la poligamia está permitida y este tipo de uniones no han sido prohibidas ni son inmorales. Quizás para algunos ciudadanos árabes o del África la costumbre "extraña" sea la nuestra. Así que esa realidad depende de la interpretación de cada cual.

O le propongo otra situación. Usted, que vive en el Caribe colombiano, se encuentra en Londres en otoño. No para de llover. El sol se oculta hacia las 4:30 de la tarde. Y dice: "¡Esta lluvia es terrible! ¡Este clima es asesino! ¿Cómo se puede vivir así?". Es su manera de verlo. La realidad, sin filtros, sería: "Llueve en Londres en otoño y el sol se oculta temprano". Pero su manera de percibirlo y calificarlo es diferente. Otra persona, quizás un turista sueco, podría pensar: "Qué hermosa lluvia, qué bella tarde oscura"; él lo entiende de otra manera.

Eso es lo que también comprende Neo en *The Matrix*, que el mundo que ha visto hasta el momento está basado en su realidad, una que ha construido a partir del conjunto de valores, reglas, información, creencias y códigos de conducta que ha aprendido, que le han impuesto. Pero ahora, por primera vez, él puede ver con libertad. Puede ser *el observador*, entender lo que pasa, apreciar la realidad sin emitir juicios. En este momento tiene los ojos bien abiertos y ha entendido que siempre vivió con los ojos cerrados. ¿Entiende lo que trato de decirle?

Al convertirse en un observador atento ya podrá aceptar que llueve en Londres en otoño, y que la lluvia es lluvia y no es "horrible"; ese calificativo lo puso usted porque quizás la llovizna dañó su peinado, le mojó sus zapatos favoritos o cree que le causará un resfrío. ¡Pero es su interpretación! Observar es una invitación a parar. El verbo que más he repetido en este apartado. ¡Parar! Detenerse para contemplarse, para reflexionar y, al igual que Neo, abrir los ojos ante la realidad que está viviendo.

"¿Y eso de observar para qué me sirve, doctor? ¿No tiene una pastillita para lograrlo más fácil?", quizás me pregunte usted. Le va a servir para tener muchas más herramientas contra el estrés y si sigue con atención esta lectura lo podrá entender y poner en práctica cada día.

Mío, suyo, nuestro

En este apartado inicial le presenté algunas definiciones de ese término que tantas inquietudes nos causa, le he advertido del cuidado que debemos tener con las medicaciones psiquiátricas, lo he invitado a "parar" y a "observar" su vida y le he indicado que el estrés no es uno solo, es un fenómeno de todo el cuerpo que involucra las múltiples asociaciones e interconexiones que existen entre nuestros órganos, la relación de estos con nuestra mente, y la conexión corporal y mental con el mundo exterior. Esto apenas empieza, pero creo que con estas primeras anotaciones usted comienza a comprender mejor esa palabra que todos usamos sin parar y de cualquier manera.

En los próximos capítulos haremos un repaso más detallado por el universo del estrés, le daré algunos consejos, le presentaré varias herramientas para identificarlo, soportarlo, aceptarlo, poder convivir con él o evitarlo. Pero no olvide que para conseguirlo es necesario que usted sea responsable de él, es decir, que no lo niegue, que no insista en creer que este se produce fuera de su cuerpo y de su mente. El estrés es una señal de que algo en su vida no está en orden. Y es tan suyo como sus ojos, su boca, su corazón, su cerebro y sus grandes logros. No insista en mirarlo como a veces lo hace la tía Bertha, quien me dice: "Carlitos, yo no creo eso, yo soy una persona muy tranquila, pero el mundo se empeña en estresarme, ¡todas esas cosas que pasan me angustian! ¡Y se pondrá peor!". Tía, regresa algunas páginas y lee, por favor, el fragmento sobre el observador. El estrés, el suyo, el mío, tiene todo que ver con nosotros.

Para mí el estrés es...

Estas páginas son para usted. Solo tiene que ir por un lápiz o un bolígrafo y, de acuerdo con lo que ha leído hasta el momento, escribir aquí su definición de estrés. No importa la extensión. Redáctela. Me gustaría que cuando termine de leer el libro la revise y la complemente; o la reescriba. Adelante.

_____

_____

_____

_____

_____

_____

_____

_____

_____

_____

_____

_____

_____

_____

_____

_____

_____

_____

_____

_____

_____

CAPÍTULO DOS

Las dos caras de la moneda

El estrés tiene dos manifestaciones básicas, el "percibido" o emocional, que es una creación de nuestra mente; y el "físico", que se genera en nuestro cuerpo. Pero de este último poco nos hablan. Usualmente solo nos ocupamos de lo que sucede en el reino del cerebro y olvidamos las comarcas cercanas que conforman el resto del organismo, lo cual es un gran error.

En este libro nos concentraremos en estas dos tipologías; sin embargo, este puede clasificarse de diversas maneras. La Academia Americana de Psicología, por su parte, describe tres clases de estrés: el agudo, el subagudo y el crónico. El doctor Karl Albrecht, en su libro *Stress and the Manager* (1979), habló de cuatro manifestaciones: el del manejo del tiempo, el anticipatorio, el situacional y el de la interacción con los demás. Todas estas descripciones, finalmente, están incluidas en las dos clases de estrés que abordaremos en este libro. Hablemos entonces de ellas.

El estrés percibido

Es muy común que este surja cuando nos enfrentamos a una situación que supera nuestra capacidad de adaptación, como el matoneo en el trabajo o la muerte de alguien que amamos, por ejemplo. Esta realidad nos provoca un desbalance emocional y así llegamos a decir la típica frase: "¡Qué estrés!". Pero, aunque los hechos sean reales –es cierto que el jefe es un maltratador, es verdad que ha muerto mamá–, esa situación estresante depende de la interpretación de cada uno de nosotros.

Usted se va a enojar y me dirá enfadado: "No, doctor, está equivocado, mi jefe es una persona horrible y en cada junta directiva me dice que soy un incapaz y un imbécil, ¿cómo no voy a estresarme?". Yo no comparto de ninguna forma las maneras de su superior, pero fíjese que el jefecito energúmeno también usa las mismas palabras con su compañero Joaquín Pérez, que está en su mismo equipo, y él no está estresado. ¿Por qué? Porque Pérez está seguro de que no es incapaz o imbécil. Pérez entiende que esas son solo palabras, que es solo la opinión de una persona insegura que ofende a los demás como mecanismo de defensa y cuya intención es causar todo el dolor posible y generar miedo entre los que trabajan con él –quienes, entre otras cosas, lo superan en méritos y conocimiento–.

"Yo no soy como Pérez, doctor. A mí me duelen esas palabras porque yo trabajo mucho y le dedico mi vida a la empresa". Tiene razón. Todos somos diferentes. Usted se lo toma personalmente, Pérez no. Usted se lo cree –aunque no sea cierto lo que le dicen–. Es *su* apreciación sobre esa realidad, que es molesta, en eso estoy con usted, pero que podría ser menos tortuosa si aprendiera a mirarla de otra manera. Vaya nuevamente al apartado del observador. Yo también he vivido situaciones similares y créame que las habría podido manejar sin tanto sufrimiento si en aquellos días me hubiesen hablado de la táctica de Pérez. De otro lado, su vida es demasiado valiosa para que se la entregue totalmente a una "empresa". Si su jefe no cambia, cambie usted.

De otro lado, si continúa otorgándole tanto valor a las palabras de ese superior que se cree Mourinho, las emociones que usted mismo ha despertado, la ira, la desesperación, la tristeza, la desesperanza, jamás se irán y seguirán ahí, con usted; continuarán taladrando su mente y agobiando su cerebro, que no es capaz de interpretar qué es real y qué no. Y esa emoción, ese pensamiento, puede afectar a su organismo y a sus sistemas cardiovascular, inmunológico, gastrointestinal o genitourinario. Así de poderosas son nuestras emociones. Y nosotros mismos las causamos a partir de cómo interpretamos la realidad. Ese es, en síntesis, el estrés percibido (el que no tiene Pérez). Recuerde, siempre, que este dependerá de su propia percepción.

El estrés físico

Voy a usar una situación algo extrema, el estado de coma, para mostrarle cómo una persona puede sufrir el estrés físico sin ser afectado por el percibido. Imagine un paciente que está en cuidado intensivo en el hospital, su caso es grave, se encuentra en un estado de coma inducido, ha sufrido un infarto, y acaba de pasar por un procedimiento quirúrgico complejo, tuvieron que abrir su abdomen de arriba abajo porque presentaba una infección severa. En el hospital deben suministrarle antibióticos y un montón de medicamentos para que no entre en *shock*. Su cuerpo, entonces, se está llenando de líquidos.

Toda esta serie de "eventos desafortunados" inflama el organismo del paciente y hace que su cuerpo se estrese. Y aquí no hay "interpretación" del cerebro.

Pero, dejando de lado este ejemplo extremo, nuestro cuerpo puede estresarse a diario por la influencia de múltiples factores, entre ellos las radiaciones a las que estamos expuestos: la ultravioleta, la del microondas, la del wifi, la iluminación de la oficina; los malos hábitos como el tabaquismo, las infecciones crónicas, los químicos que ingerimos en los alimentos de dudosa procedencia o los que nos aplicamos en la piel, entre otras razones.

Déjeme contarle que una de las principales enemigas silenciosas es la luz blanca que nos "acompaña" en la oficina, en la casa, que está presente en la pantalla del computador, de la tableta y de los teléfonos inteligentes. Y esta afectará especialmente a las personas que suelen llegar muy temprano a sus cubículos laborales (cuando el sol aún no ha salido) y luego regresan a su hogar de noche (cuando el sol se ha ocultado). Para todas ellas la única luz que existe es la artificial y hoy se ha demostrado que esta desempeña un papel determinante en el estrés del mundo actual. Si desea leer más del tema lo invito a que revise el artículo de G. Renard, "Los peligros de la luz azul: La historia verdadera", publicado en el 2016 en el *Journal Francais D'Ophtalmologie*. Este texto ofrece una descripción científica pero muy comprensible sobre los daños causados por esta radiación.

Si usted trabaja de esta manera y no tiene contacto con el sol, quizás tenga confundido a su cuerpo. La luz solar ejerce un estímulo sobre la retina y esta le mandará unos impulsos claros al cerebro, le indicará que es de día, hora de levantarse y prepararse para la nueva jornada; y cuando cae la tarde y esta se oculta, manda otro mensaje: ¡hora de irse a la cama! Eso lo entendieron muy bien nuestros antepasados que se levantaban con los primeros rayos del astro rey y culminaban sus actividades cuando llegaba la noche. Pero el *homo sapiens wifi 2.0 reloaded* no lo comprende. ¿Qué pasa si usted no ve la luz del sol y está todo el día iluminado por la de la oficina y la de sus pantallas? Que su cerebro afrontará un engaño permanente, ¡luz eterna! ¡Día eterno! No hay descanso. Y muchas de sus funciones vitales se verán afectadas. La iluminación blanca suprime el buen desempeño de un montón de hormonas importantes.

Si además de tener esta rutina usted fuma, se alimenta con grasas baratas, harinas blancas, azúcar –la sustancia más adictiva del planeta– y químicos industriales, y olvida que cada bocado que se lleva a la boca es una información preciada para su cuerpo, pues estará colaborando con la llegada del estrés. Recuerde que toda esa basura que acabamos de nombrar le producirá inflamación a su organismo.

Sumémosle a todo lo anterior que usted vive, casi textualmente, en un avión. Su trabajo así lo demanda. Cambia de continente con frecuencia y, por supuesto, sufre los remezones del *jet lag*. Es apenas obvio: hace dos días estaba en Bogotá, pero ahora está en Tokio y hay una diferencia horaria de 14 horas. Su cerebro, su intestino (que es el segundo cerebro), su hígado, su corazón, sus glándulas suprarrenales, están acostumbrados a "trabajar" en ciertos horarios –recuerde estas dos palabras "ciclo circadiano", hablaremos de él en breve–, pero de repente tienen un nuevo turno y eso los confunde. Una fuente más de estrés físico.

Todo lo anterior romperá el equilibrio de su cuerpo. Su efecto es el mismo que produce aquella gota de agua que lentamente y durante días cayó en un recipiente. Al principio era tan solo un poco de líquido inofensivo, pero con el paso del tiempo desbordó el balde y provocó el inicio de una inundación.

De toda la vida

Veo muchos casos de pacientes que fueron víctimas de ese desborde. Ellos me dicen: "Pero doctor, ¿por qué me dice que esto me lo causa el estrés? ¡Este es el mismo que he tenido y que he enfrentado toda la vida!". Pues ahí está la respuesta: durante muchísimos años la gota estuvo entrando en el recipiente, creció (ayudada además por el estrés emocional), rebasó el límite y propició el desastre. Lo que trato de decirle es que el estrés es como su tarjeta de viajero frecuente, suma y suma millas, pero este no le dará como premio un vuelo gratis a Tailandia, solo le garantizará un viaje en primera clase a la sala de urgencias más cercana, si usted no aprende a tratarlo de manera adecuada y a verlo como algo palpable.

El estrés excesivo, el estrés mal manejado, puede causarle problemas somáticos y afectar cualquier órgano o sistema de su cuerpo. El verbo "somatizar" se hizo muy popular en las últimas décadas, e indica que su mente convierte el estrés en un síntoma, en una molestia, de su organismo. Su estado de alerta se transforma, por ejemplo, en una gastritis persistente. A esto se le llama, técnicamente, un trastorno *somático (mental) visceral*.

Pero también existe la vía contraria. Es decir, si usted tiene una mala alimentación y unos pobres hábitos de vida (ya los hemos enumerado), terminará generando un estrés físico que provocará cambios y desequilibrios en su cuerpo –de los cuales su mente no estará exenta–; estos suscitarán las preguntas del lóbulo frontal de su cerebro, que intentará explicar el enigma: "¿Qué pasa? ¿Por qué ha surgido esta angustia? ¿Será el jefe? ¿Será mi pareja?", y en este caso hablamos de un episodio que se produce de manera *viscerosomática*. Un órgano lo está creando. Se genera a partir del cuerpo. Y se puede formar un círculo vicioso entre esta manifestación de estrés y la anterior, la somática. En palabras sencillas, la mente puede afectar a un órgano, pero un órgano también puede afectar a la mente. Lo vamos a ir desarrollando poco a poco.

Sin embargo, y esto se lo repetiré varias veces en diversas partes de este texto, **el estrés no es "malo"**, todo lo contrario, bien manejado y en bajas dosis, nos permite sobrevivir. **¡El estrés es necesario! Su exceso sí será problemático**. Si nos desborda no lo podremos manejar. Pero siempre, desde el inicio de la humanidad, ha habido situaciones estresantes. Las afrontaron nuestros antecesores cuando se avecinaba el invierno y no tenían donde refugiarse, o cuando los perseguía el tiranosaurio rex (el de verdad; ellos no se lo inventaban). Las vivieron las pasadas generaciones con la llegada de las guerras o cuando cambió el mundo debido a la inclusión de las nuevas tecnologías. Al igual que en el famoso cuento del dinosaurio, escrito por Monterroso, cuando el hombre despertó, el estrés todavía estaba allí. ¿Percibido? ¿Físico? ¿En sus dos presentaciones? Este siempre ha sido parte de nuestra existencia.

En tres partes

Muchos siglos atrás, a la luz de la medicina, cuando se hablaba del "cuerpo" de un humano se hacía referencia a todos los órganos y sistemas que componían su organismo –lo tangible, la materia–. Esa fue la base de todas las teorías de Newton. Poco a poco los investigadores dedicaron más tiempo a descubrir el misterioso comportamiento del cerebro y el estudio de la mente cobró una importancia vital. Y luego, escudriñando en nuestra estructura atómica, los estudios de los físicos desvelaron que todos nosotros somos, también, energía.

Para mí, esa es la mejor aproximación a nuestro cuerpo: somos materia –huesos, músculos, sangre, hormonas, hígado, corazón–, somos mente –pensamientos, reflexiones, interpretaciones, inconsciente– y somos, en nuestra porción más íntima y poderosa, energía. "¡Doctor, ahora sí que se puso bien *hippie*! ¿Qué se fumó?", gritará usted con cierto asombro. No, simplemente me remito a las evidencias. Si seguimos contemplando nuestro cuerpo como un puñado de vísceras y articulaciones pues no hemos entendido nada de nuestra propia evolución. Hablar de energía no es un asunto de *hippies*, es un tema de la física cuántica. ¿No le parece muy bello saber que somos seres vivos de una inmensa complejidad? Pero eso poco lo valoramos.

Le propongo que revisemos nuestro ser de afuera hacia adentro para poderlo visualizar mejor. Somos un organismo (el cuerpo humano), que está compuesto por sistemas; nuestros sistemas están formados por órganos; los órganos tienen tejidos conformados por células que a su vez están compuestas por organelos intracelulares, y estos son un cúmulo de moléculas que tienen átomos en su interior. Hasta esa minúscula esfera llegó la teoría atómica, que luego sería complementada por los estudios subatómicos, que nos mostraron que el átomo cuenta en su núcleo con protones y neutrones, y lejos de este, electrones orbitando. Ese fue, más o menos, lo que no enseñaron en la escuela, ¿no? Ahora, el mayor componente de todo este universo del que estamos hablando es la energía, ella supera la cantidad de materia. De esa *energía* le hablo en este capítulo. Sigamos desarrollando esta afirmación.

Como lo dije antes, somos una comunidad. Cada una de nuestras células funciona por sí sola, pero necesita de las otras para que su misión sea relevante. Todas trabajan en conjunto y son como pequeñas pilas, baterías en miniatura. Podríamos decir que tenemos dos tipos de energía. Una que conocemos y otra que desconocemos. La primera es la celular. Los profes del cole también nos enseñaron que cada célula tiene sus propias centrales energéticas llamadas mitocondrias. En estas últimas se genera el ATP (el trifosfato de adenosina) que, en síntesis, almacena energía y la libera cuando nuestro organismo la requiere. ¡Y tenemos 38 trillones de células en nuestro cuerpo! Sume. Multiplique. Somos energía.

Ahora piense que esta energía hace parte de un campo energético mucho más grande, que es el subatómico, el cual tiene una relevancia aún mayor en nuestra composición que la parte material y física. Este campo cuántico determina el 99,9999 % de lo que somos, mientras la energía del ATP de las moléculas mitocondriales hace parte de menos del 1 % de lo que comprendemos como materia. Por eso, si solo tenemos en cuenta nuestra interpretación de la energía a partir del modelo celular, el esquema se queda incompleto.

La fuerza atómica

Entonces, si revisamos nuestro organismo a un nivel aún más detallado y nos remitimos a los átomos, encontraremos que en ellos también se produce energía. Estos son como pequeños ciclones en permanente movimiento. Décadas atrás nos mostraban la estructura atómica de Bohr (le pongo un gráfico para que lo recuerde) y nos decían que estaba compuesta por el núcleo, donde se hallaban unas partículas subatómicas llamadas neutrones y protones, y que fuera de este giraban en órbitas perfectas los electrones. Casi todo era cierto. El error era afirmar que estos últimos tenían un desplazamiento orbital. Los electrones, en realidad, son libres, caprichosos, se mueven de manera aleatoria y desordenada, ellos van a su aire.

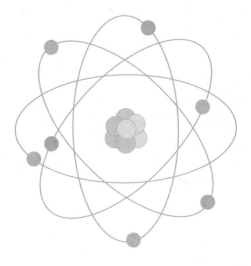

Modelo de Bohr

Nube de electrones

Núcleo

Modelo de la nube cuántica

Aquí está lo más interesante. De ese movimiento, del encuentro de millones de electrones que colisionan unos contra otros dentro de nuestro cuerpo, surge lo que denominamos materia, y por este fenómeno sentimos, por ejemplo, el efecto de separación que evidenciamos al enfrentar un dedo con el otro. ¿Todo en orden? ¿Está muy enredada la "clase" de hoy? ¿Quiere tomarse un descanso? Hágalo. Respire un poco y sigamos (lo digo en serio).

Lo que acabo de decirle quizás lo anime a tocarse todas las partes del cuerpo para constatar que están ahí, sólidas, firmes, palpables, reales, y que son materia, y seguramente usted no sienta una colisión de electrones ni energía alguna, entonces me tachará de falso profeta y buscará mi cuenta de Instagram para decírmelo cuanto antes: "¡Mercachifle! ¡Farsante!". Pero esta no es una ocurrencia mía, la postuló el premio Nobel de Física, Max Planck, padre de la teoría cuántica y uno de los grandes referentes de Albert Einstein; él dijo que la materia como tal no existe. Esta es el resultado del choque que acabamos de describir. Sé que lo estoy simplificando de gran manera, pero le propongo que consulte la bibliografía adicional que hallará al final del libro para complementar toda esta información.

Revisemos todo lo que le he planteado con un ejemplo de fácil digestión. Imagínese la turbina de un avión –o mírela por la ventanilla si está leyendo este libro a bordo de una aeronave rumbo a Nassau–. Cuando esta se halla en reposo usted puede apreciar sus hélices, notará que hay una separación entre ellas, verá que son estructuras independientes, podría tocarlas y no correría ningún peligro. Pero cuando se enciente la turbina, todas esas partes que estaban separadas parecieran ser una sola, una especie de disco giratorio, un círculo veloz que integra todas esas piezas. Y, sobra la advertencia, ni se le ocurra poner su hermosa mano cerca de ella porque la perdería en una milésima de segundo. Ahora visualice en su mente esta turbina, pero como una estructura tridimensional que contiene partículas que se mueven de manera arbitraria (los electrones) y que se comportan como algo sólido, dentro de una inmensa nube. Pues he ahí, otra vez, el átomo, mi querida lectora; mi querido lector.

La manzana y el grano de sal

Continuemos brevemente, con la observación de ese mundo casi imperceptible alojado en nuestro interior. Esto que voy a contarle me parece muy hermoso. Si lo lleváramos a otra escala de proporciones, podríamos decir que el átomo tiene el tamaño de una manzana y los electrones son como pequeños granos de sal. Si inspeccionamos la distancia que separa a los protones y neutrones, que se hallan en el núcleo, de los veloces electrones que no paran de moverse, notaremos que es enorme. Si lo trasladáramos a nuestra escala humana, y si usted fuera un protón y yo un electrón, nuestra separación sería cercana a los dos kilómetros. Fascinante, ¿no? En ese átomo lleno de energía lo que más predomina entonces es el espacio vacío.

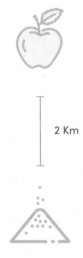

2 Km

Este "campo" y su comportamiento es lo que conocemos como el famoso *campo cuántico*, uno de los conceptos más estudiados de la física moderna. Los científicos aún tratan de entender su comportamiento, que rompe completamente con el universo de causa y efecto planteado por Newton. El propio Albert Einstein demostraba en sus investigaciones que la materia y la energía son lo mismo. Cabe recordar sus interesantes hallazgos sobre la conducta de la luz, que algunas veces se comporta como onda y otras como partícula.

En síntesis y retornando al enunciado inicial de este apartado, usted y yo somos energía en un 99,999999 %; y nuestra materia representa menos del 1 %. Hablo de la materia real que existe en cada átomo. Así lo han propuesto autores como David Hamilton, investigador y doctor en química orgánica. Todas estas pruebas reafirman que la separación entre la materia y la energía no existe. Son parte de lo mismo.

¿Y para qué he realizado esta excursión al interior del cuerpo y a la minúscula baticueva subatómica en esta parte del libro? Para luego poder explicarle cómo esta unidad esta comandada por nuestra mente y cuál es su relación con el estrés que vivimos en el mundo actual. Sé que ha sido un poco agotador, y quizás se sienta como Dennis Quaid en el filme *Innerspace* (1987), pero ya vamos a salir de aquí. Solo le pido que no olvide que el mundo subatómico es único. Tiene cualidades físicas y energéticas. A nivel subatómico la materia existe como un fenómeno momentáneo. Es tan fugaz que está constantemente apareciendo y desapareciendo; aparece en las tres dimensiones y desaparece en la nada —en el campo cuántico, en el sin espacio y sin tiempo—, transformándose de partícula (materia) en onda (energía) y viceversa.

Salgamos de aquí. Espero que esta explicación le haya resultado satisfactoria. Cuando lo hablé con la tía Bertha, en uno de esos días que pasó por mi consultorio para exigirme que la mencionara en el nuevo libro, me miró extrañada y me interrogó: "¿Cómo así, Carlitos? ¿Ahora resulta que no solo se estresa mi cerebro? ¿Ahora también se me estresa el átomo?". Si este fuera otro tipo de libro, seguro que lo habría titulado de esa manera: "Se me estresó el átomo".

La frecuencia de la gacela

Así las cosas, generamos ondas energéticas todo el tiempo. Sí, mientras usted lee estas líneas lo está haciendo –no sea tan incrédulo–. Estas ondas hacen parte de una "frecuencia", o dicho de otro modo, de un sistema en el que estamos todos incluidos. Usted y yo somos un gran campo compuesto desde nuestro universo interior hacia el exterior, un campo donde la separación no existe, estamos conectados a un mar de información que se halla en una dimensión más allá del tiempo y el espacio –¡toma eso, Christopher Nolan!–.

En el campo cuántico, no necesitamos estar en contacto –ni siquiera cerca–, de algún elemento material, para afectarlo o que nos afecte. El cuerpo físico se compone de patrones energéticos organizados, o de información, que forman una unidad con todo cuanto existe dentro de ese campo cuántico.

Me entenderá mejor con este caso, del universo animal, que sucede cada día en las praderas africanas. Ahí está, tranquila tomando el sol, una bella gacela. Su paz la interrumpe la aparición de un león, un felino al que nunca había visto. Ella escapa de inmediato a toda velocidad. No se quedó "pensando": tan bonita esta fiera, qué lindo que camina, mírenle esa melena de Fabergé Organics; y aunque en el colegio de antílopes nunca le dijeron que tuviera cuidado con el rey de la selva –ni la tía Bertha gacela se lo contó–, simplemente huyó, sintió el peligro. ¿Por qué? Se lo pregunto en serio. ¿Por qué? "Doctor, es que así es la naturaleza, los animales son sabios". Pues sepa que eso que usted llama "naturaleza" se produce porque la energía que emana el campo cuántico del león (todo ese campo energético que él posee) lo percibe el de la gacela, y ella siente que debe echar a correr. Sus campos energéticos están vibrando en dos frecuencias completamente diferentes, ambos se reconocen, y en este caso, se rechazan. El coyote y el correcaminos de las tiras cómicas de Warner Bros. nunca hablaron, pero el segundo siempre escapó, sabía que el otro lo quería para la cena. Eso era energía pura. No podemos negar la física cuántica en pleno siglo XXI, no podemos desoír los planteamientos de tantos autores al respecto, hacerlo sería vivir en el oscurantismo. Somos energía. E insisto, hacemos parte de un todo; su energía se relaciona con la mía, con la de su mascota, con la de las plantas, con el planeta, con absolutamente todo. Mis ondas energéticas forman un campo y se unen con las suyas para formar otro; y todos al final terminamos creando otro inmenso campo. Recuerdo que el doctor Joe Dispenza –de quien ya le voy a hablar– lo escribía así al inicio de su libro *Deja de ser tú* (*Breaking the Habit of Being Yourself*, 2012): "Hoy día consideramos que formamos parte de un inmenso campo invisible de energía que contiene todas las realidades posibles y que responde a nuestros pensamientos y sentimientos".

A manera de conclusión, solo quiero pedirle que no olvide que la materia y la energía no están separadas, son lo mismo. Pero dentro de esa conjunción, la energía es mucho más poderosa y determinante en el mundo que vemos. Y esta composición atómica aplica para todo –¡todo!– el universo.

El señor "oculto"

Pasemos a otro importante componente de nuestro cuerpo, la mente. Le dije antes que solo el 5 % de las decisiones que tomamos a diario son conscientes y que el 95 % de nuestra conducta está moldeada por el inconsciente o subconsciente. Algunos autores dicen que son lo mismo. Otros que el primero alberga al segundo. Para fines prácticos diremos que son lo mismo. Con él sucede lo mismo que con el estrés: todo el mundo lo nombra, sin saber bien qué es. La mayoría de personas lo considera un agente secreto, un infiltrado en nuestro cerebro, o ese señor oculto que guarda todas esas cosas terribles que heredamos de nuestros padres –ahora que soy papá no dejo de pensar en ello; Luciano, hijo, cuando seas grande y leas esto, quiero que sepas que tu mamá y yo hicimos lo mejor que pudimos–. Atención, querido lector, porque este señor tiene muchísima relación con el estrés que nos inventamos en la vida.

No voy a hacer un viaje cronológico por las definiciones del inconsciente; si las quiere conocer, le propongo que se lea el breve e interesante ensayo de Ana Lorena Domínguez Rojas y Jaime Yáñez Canal, de la Universidad Nacional de Colombia, titulado "El inconsciente: Una mirada sobre su historia y sus retos actuales"; lo hallará fácilmente en la web. Le dará claridad al respecto. Tampoco voy a repasar las teorías de Freud, aunque muchos académicos sugieren que el estudio del inconsciente comenzó con su *Interpretación de los sueños* (1899); o de Jung –a quien ya he citado y citaré en este libro; su trabajo me sigue causando fascinación–, o de Janet, Adler, Piaget o James. Le ofrezco una definición mucho más sencilla, que alguna vez usé hablando con el tío Pepe –el esposo de Bertha–, aunque pueda ser objetada por los eruditos de la psiquiatría.

Para mí el inconsciente es como nuestro piloto automático. Es la parte de nuestra mente donde está instalada toda la información primaria, madre, la base de lo que somos. Esta determinará la manera en la que hablamos, caminamos, nos expresamos, pensamos y reaccionamos ante ciertas situaciones de la vida. Si estamos en casa y golpeamos sin querer el vaso de agua y cae al piso y se rompe en mil pedazos y de inmediato lanzamos una maldición, pues ahí está saliendo parte de nuestro inconsciente. Es muy probable que esa reacción se la hayamos visto a nuestro padre cuando éramos chicos. Tal vez Pérez no tenga la misma acalorada respuesta.

¿Consciente o inconsciente?

De nuevo, para hacer todo más sencillo, imagine que la mente está dividida en dos mundos, el consciente y el inconsciente. Pero entre ellos hay varias diferencias. El inconsciente es como nuestro cerebro en estado original, está ligado a nuestro sistema nervioso autónomo, que está a cargo de nuestra supervivencia, por citar una función –se lo presentaré en detalle en algunas páginas–, y es capaz de procesar cerca de 400 000 millones de datos por segundo. La mente consciente, por su parte solo puede captar 2000 de ellos cada segundo.

En este instante, mientras usted lee este párrafo, piensa que su cerebro solo está ocupado en esta actividad. Quizás, cada cierto tiempo, usted mira por encima del libro y ve que hay un bicho en la pared; o mira por debajo de él y piensa que su barriga ha crecido, y es totalmente consciente de ello. Pero, al mismo tiempo, hay muchas otras operaciones que su mente está realizando. Usted, sin reparar en ello, siente el olor del perfume de su pareja que duerme a su lado, siente la página del texto, está respirando, escucha el ruido del auto que pasa por su calle o la del bicho que se fue de la pared, quizás su cuerpo le está diciendo que ya es hora de ir al baño a orinar o de acabar la lectura y dormirse. Usted solo está pendiente de esos 2000 datos que percibe conscientemente, pero no repara en la información adicional de la mente subconsciente.

Sigamos con las diferencias. Para el inconsciente, el tiempo no existe, no distingue entre el pasado, el presente o el futuro; nuestra mente consciente sí hace esa separación. Por eso cuando recordamos un evento que nos causó un gran dolor, tal vez el rompimiento con nuestra pareja, el inconsciente lo vive como si estuviera sucediendo en ese instante.

El inconsciente es el "chico" creativo y de más rápido procesamiento; el consciente es más centrado, más lento, pero puede controlar cualquier proceso corporal, incluyendo aquellos que antes se calificaban de involuntarios; ahí están los yoguis, por ejemplo, para demostrarnos que una mente bien entrenada es capaz de controlar el ritmo cardíaco, la presión arterial o la temperatura corporal.

El inconsciente, a diferencia de su primo el consciente, no hace una distinción entre lo real, lo imaginario o lo simbólico. Él se lo toma todo muy a pecho, de manera textual. Si usted se empieza a imaginar que, dentro de un mes, cuando viaje a Madrid, tendrá un resfriado terrible, pues este lo asume como verdad. Y fíjese que se trata tan solo de una previsión suya, de una invención, pero el "señor oculto" se lo cree –si usted sufre de trastornos de ansiedad, sabe muy bien a qué me refiero–.

Lo reitero, solo el 5 % de nuestra conducta la decide nuestro consciente; el otro 95 % es una elección de nuestro inconsciente. Ahí, en esa buhardilla de objetos olvidados, están arrumbados nuestros miedos, creencias, actitudes, aptitudes, la manera de relacionarnos con los demás, nuestra respuesta ante las situaciones de presión; el listado es interminable. Por eso muchas de nuestras reacciones son manifestaciones del inconsciente que expresamos en la vida y el mundo consciente. Así que esa "mala leche" que siempre lo ha caracterizado a usted no es solo producto de lo que denomina cándidamente "manera de ser", es, en buena parte, el resultado de su universo subconsciente.

En él, cada día, cada momento, cada segundo, muchos datos, archivos, imágenes, se van creando y tatuando por reiteración. Porque, si revisamos nuestras rutinas, notaremos que todo el tiempo repetimos la misma ruta, las mismas frases –esas que les decimos a los demás y nos decimos a nosotros–, los mismos hábitos, la misma manera de amar, odiar, comer, pensar... Si nos detenemos un momento y revisamos nuestra vida, podremos ver esa "programación", esas repeticiones. No estoy diciendo que sean malas o buenas, no propongo una calificación para ellas, le propongo que las aprecie como un verdadero "observador". Solo comprendiendo y accediendo a su inconsciente usted podrá abrir un camino hacia el control de su mente y de su estrés; dejar este conocimiento de lado puede, por el contrario, arrojarlo a la orilla de la enfermedad física o mental. Hablaremos de ello durante todo el libro.

Nuestro reflejo

Y hay otro tema lindísimo. Sobre él han escrito especialistas como el doctor Bruce Lipton, autor de *La biología de la creencia* (*The Biology of Belief*, 2005), quien nos hace caer en la cuenta de la importancia del comportamiento de los padres durante los primeros siete años de vida de sus hijos. Pero primero un recordatorio. El cerebro de todos los seres humanos produce unos impulsos eléctricos que se transportan a través de las neuronas. Dichos impulsos generan una suerte de ritmos que suelen llamarse ondas cerebrales. Las ondas que caracterizan al inconsciente son las *theta,* y en ellas vivimos usted, yo, mi hijo Luciano y sus descendientes, hasta el séptimo año de la infancia.

Durante ese inicio de sus vidas nuestros niños y niñas estarán observando y absorbiendo, como una aspiradora a toda máquina, los comportamientos de sus madres y padres. Ellos, durante esa etapa, cargarán su inconsciente con nuestras actitudes, mañas, gritos, besos, reacciones, frases, rabias, mimos y demás características que nos identifican. Por eso debemos ser muy cuidadosos de cómo actuamos y qué decimos ante ellos, especialmente en ese período. Nuestros hijos son un reflejo de lo que somos y de nuestro inconsciente.

Si hay algo de ellos que quisiéramos sanar o cambiar, primero deberíamos sanarlo y cambiarlo dentro de nosotros. Si su pequeña hija tiene miedo de sumergirse en la piscina, y usted no entiende por qué, y cree que es un "problema" de ella, sería mejor que indagara dentro de usted, porque es probable que el temor de su niña ante esa inmersión provenga de usted, de algo que dijo, hizo, manifestó, o del terror que también sintió ante la misma situación. Es inconsciente en estado puro. Vale la pena analizarlo, ¿no?

En un caso como este, si piensa mandar a su hija al psicólogo para que trabaje y supere sus miedos, primero debería ir usted. Le dije que todo el tiempo estaría retomando a Jung, pues aquí va, otra vez: "Hasta que no hagas consciente a tu inconsciente, este gobernará tu vida y lo seguirás llamando destino".

Las dos vías

Si he sido lo suficientemente claro y mi escritura ha logrado emocionarlo, quizás justo ahora usted se pregunte cómo podemos entrar a ese misterioso territorio del subconsciente. ¿Nos tendremos que convertir acaso en personajes de la película *Inception* (2010)? ¿La vio? No es tan complicado.

Al inconsciente podemos acceder por dos vías. Se lo explicaré de manera muy general solo para que lo tenga en cuenta y, en caso de que quiera seguir su indagación, la realice de la mano de su especialista de cabecera. Una de esas rutas es la hipnosis. Y aquí volveré a mencionar a las "ondas" cerebrales. Fue el neurólogo alemán Hans Berger (1873-1941), creador del electroencefalograma, quien empezó a hablar de ellas en el siglo pasado, ante el escepticismo de sus colegas y de la gente en general. Pero hoy agradecemos su esfuerzo, uno que él quizás consideró en vano cuando se suicidó –al parecer debido a una depresión– a comienzos de los años cuarenta.

Hoy sabemos que en nuestro cerebro existen cinco tipos de ondas, señales eléctricas, que tienen frecuencias, velocidades y voltajes diferentes dependiendo de la actividad mental que realicemos. Durante el día solemos estar en ondas *alfa* –en los momentos de mayor concentración– y *beta* –cuando realizamos cualquier actividad–; en el estado de sueño profundo nos hallamos en ondas *delta*; en estado de vigilia, en ondas *gamma*; y cuando estamos en la fase REM o MOR (movimientos oculares rápidos) del sueño, en la que se presenta una alta actividad del cerebro, nos encontramos en ondas *theta*. Estas últimas ya se las había presentado y son las que predominan en el estado de hipnosis que, como lo mencioné, es una entrada a los senderos del inconsciente.

Otro momento de "hipnosis" en el que estamos en ondas *theta* es justo cuando vamos a quedarnos dormidos, o cuando apenas nos estamos despertando. Son unos pocos minutos preciados antes y después de dormir. Al final del libro le explicaré un poco más sobre la importancia de estos dos instantes en los que se abre la puerta hacia el inconsciente.

Y la otra puerta que nos acerca al "señor oculto" es la repetición. Si la usamos mal, diciéndonos cada día frases como "soy una mala madre", "soy demasiado torpe" o "soy un perdedor", despertaremos, a fuerza de reiteración, emociones y creencias erradas dentro de nuestro ser. Pero si la utilizamos para lo opuesto, y eso se trabaja mucho en las psicoterapias, puede ser una herramienta muy poderosa para ayudar a reprogramar nuestro inconsciente.

Usted pensará que esto solo ocurre solo con las emociones y que no es algo que podamos comprender fácilmente. Le daré dos ejemplos de cómo el inconsciente opera por repetición. Espero que haya vivido alguno de los dos. El primero, tal vez el más común, es cuando manejamos un vehículo sin pensar: "pie derecho al freno, ahora hay que soltarlo, pie izquierdo al *clutch*, es momento de meter el cambio con la mano derecha...". Al principio analizamos cada paso, pero la repetición lo hace inmediato, mecánico.

El segundo ejemplo, que quizás no lo entiendan algunas generaciones, es de hace varias décadas, cuando todavía no existían los celulares y todos nos aprendíamos de memoria los números del teléfono fijo de la casa, de las oficinas de nuestros padres, de la casa de los abuelos, los mejores amigos o las parejas. Ahora cierre los ojos. En serio, ciérrelos y recuerde solo con sus manos como era el patrón de movimiento al marcar el número de teléfono de su casa cuando usted era niño. Le apuesto a que usted, además de recordar el número, recuerda cómo se marcaba con sus manos. Ambos son patrones del inconsciente que se instauran por repetición. Tenga esto muy claro, porque volveremos a hablar del tema.

Una buena razón

Es probable que a esta altura del libro usted siga preguntándose qué pretendo al explicarle todo esto. ¿Para qué tantas palabras sobre la energía y la mente y el inconsciente? ¿Por qué tardo tanto en hablarle del cuerpo físico? ¿Por qué no le he formulado unas pildoritas para desestresarla o desestresarlo? Mi respuesta es breve: porque si usted logra comprender el poderío que tienen todos estos protagonistas dentro de su vida, pues podrá dar pasos más certeros y claros para sanarse. Hablo de sanación en todos los niveles. Y no necesita ser médico para conseguirlo.

Desde la primera noche en la que comencé a escribir este libro mi intención ha sido alejarlo de las puertas de un hospital; este texto no está pensado para llevarlo a la sala de espera de un consultorio, lo hago para acercarlo al poderío que está ahí en su cama, debajo de sus cobijas (donde debería dormir como un lirón); al poderío que tienen sus pensamientos; a la fuerza decisiva de sus elecciones, de sus hábitos, de la manera en que toma la mano de su pareja o sus hijos, o en que usa el tenedor al momento de seleccionar la comida adecuada que llegará a su cuerpo.

Le hablo de esto porque a mí no me lo contaron en las clases de medicina ni de medicina funcional, tuve que aprenderlo e investigarlo después de que mi organismo me dio un aviso y me puso al borde de la muerte. Y no quiero que usted tenga que experimentar algo similar. Le hablo de esto porque así trabajo con cada uno de mis pacientes, a quienes siempre invito a acercarse más a ellos mismos, y dicho método nos da buenos resultados en su tratamiento. Esa es la razón.

Nuestro cuerpo, no lo olvide, es mente, energía y nuestra "armadura" física, con todos sus órganos y sistemas. Eso somos. Si nuestra esfera mental pierde el equilibrio, ahí estará el estrés. Si nuestra parte física pierde su capacidad de adaptación, en ella veremos manifestado el estrés. Si a nuestro cuerpo energético le pasa algo similar, lo convertirá en estrés. ¡Estrés al cubo! ¡La invasión del estrés! No dejemos que eso suceda simplemente por no poder verlo o percibirlo a tiempo.

"Bueno doctor, vámonos al cuerpo físico y dígame si debo hacer ejercicio para que se me vaya el estrés", podrá decirme usted, algo impaciente. Ya llegaremos a él, ya le diré si debe trotar o meterse al equipo de remo. Por lo pronto le abro otra puerta para que pasemos al siguiente nivel.

Sin embargo, quiero que tenga algo muy claro: no me interesa tratar de convencerlo de que todo lo que estamos hablando en este libro es posible. Solo quiero llamar su atención sobre cómo esto es real, y ante todo inspirarlo para que lo experimente y lo sienta en su vida.

Nueve semanas y media

¡Nuestra mente es tan poderosa! Si nos enseñaran cómo usarla adecuadamente podríamos vivir mucho mejor y con más armonía. Más de un centenar de autores –entre valiosos científicos y tristes charlatanes– han dedicado sus vidas a demostrarnos la influencia que tiene ella sobre nuestro cuerpo físico. Uno de los que más admiro y respeto es el doctor e investigador estadounidense Joe Dispenza. Su historia es fascinante. Cómo él mismo lo cuenta al inicio de su libro *El placebo eres tú* (*You Are the Placebo*, 2014), "algunos necesitamos recibir una llamada de atención para despertar. En 1986 yo recibí la mía. Un hermoso día de abril en el sur de California tuve el privilegio de ser arrollado por un todoterreno en un triatlón de Palm Springs".

Cuando apenas comenzaba la prueba en bicicleta, un Ford Bronco rojo, conducido por una señora de edad, lo golpeó por detrás, lo elevó por los aires y él cayó de espaldas sobre el pavimento. Luego el vehículo lo arrastró por el asfalto durante varios metros. Las lesiones en su espalda fueron muy graves. Tenía fracturas por compresión en seis vértebras. Los neurólogos y traumatólogos le explicaron que debían someterlo a una compleja operación que incluía la implantación de una barra de Harrington para ayudar a su recuperación. Le advirtieron que la cirugía quizás lo ayudaría a caminar de nuevo y que si no era intervenido quizás se quedaría paralítico para siempre. A pesar de los dictámenes médicos, Dispenza, en aquel entonces un joven quiropráctico de 23 años, decidió que lo haría a su manera.

Lejos de las salas de cirugía se refugió en la casa de una pareja de amigos y allí comenzó su recuperación. En el documental *Heal* (2017), dirigido por Kelly Noonan –lo puede ver en Netflix–, recuerda su proceso de curación. Joe, que sabía muy bien cuáles y cómo eran sus lesiones, y quien conocía muy bien la anatomía de su columna, emprendió una dura labor. Cada día, en estado meditativo, se dedicaba a visualizar cómo sería la recuperación de la zona del trauma; en su mente empezaba a poner en orden cada vértebra afectada. Esta labor le tomaba al menos tres horas, y cada vez que su atención se distraía, volvía a comenzar.

Él cuenta que creó una especie de "plantilla", un diseño de cómo podría curar su columna. Las primeras semanas lo llevaron a momentos desesperados. Su intención era buena, pero aún no comprendía cómo llevarla a cabo. Con mucha paciencia, gran insistencia y atención, al cabo de nueve semanas y media pudo pararse de la cama y continuar con su vida normal. ¡Ya no había lesiones! Las había curado sin ningún tipo de bisturí. "Lo que estaba aprendiendo es uno de los principios fundamentales de la física cuántica: mente y materia no son dos elementos distintos, y nuestros pensamientos y sentimientos, tanto conscientes como inconscientes, son los planos que determinan nuestro destino", dice Dispenza al rememorar lo sucedido, que algunos calificarían como un milagro. Llámelo como quiera, pero así pasó y no es una historia de ficción o el invento de un timador nueva era.

Joe, desde entonces, dedicó su vida a estudiar esas interesantes conexiones que existen entre nuestro cuerpo y nuestra mente. Buscó casos similares a los de él en todo el mundo, y entrevistó a muchas personas que se recuperaron de diversas enfermedades complejas que no pudieron aliviar ni las medicinas ni los tratamientos más especializados; todas ellas se habían curado solas. Es increíble el efecto que puede tener nuestra mente, bien orientada, sobre nuestra "materia".

También hay muchísimos ejemplos sobre cómo un trabajo de sanación que integra la mente, la energía y la medicina propiamente dicha puede salvar las vidas de personas afectadas por cánceres muy complejos. El tumor más agresivo y de rápido crecimiento que puede existir en nuestro organismo es el glioblastoma multiforme, que se crea en el sistema nervioso central y suele aparecer en el cerebro. Son muy pocos los pacientes que logran sobrevivir a su ataque. Sin embargo, quienes han vivido para contarlo, además de haber seguido el tratamiento oncológico, complementaron su proceso curativo con el aprendizaje de la meditación, los cambios de hábitos y mentalidad –estos incluían su manera de alimentarse, por supuesto–, el entendimiento de su inconsciente y una profundización sobre su propia energía corporal. Así lo relatan quienes se salvaron. Una evidencia más de que si conocemos mejor todo el potencial de nuestro cuerpo (mente, energía, materia) podremos sanarnos más fácilmente. No es magia. No es brujería. Es cierto.

Un mensaje del agua

En los primeros capítulos de su libro *The Golden Ratio* (2002), el autor Mario Livio se pregunta qué tienen en común los pétalos de una rosa, la pintura *Última cena*, de Salvador Dalí, las espirales de las conchas de los moluscos y la crianza de conejos. ¿Cuál cree que podría ser la respuesta? "La energía, doctor, eso es de lo único que usted habla últimamente". Buen intento. Pero no. En este caso el elemento en común es que todos ellos guardan en su estructura la misma proporción geométrica, el llamado "número dorado", o secuencia áurea, o *phi* (no confundir con *pi*), que se encuentra en la secuencia de Fibonacci, revelada por el matemático italiano Leonardo de Pisa (o Pisano), en su libro *Liber abaci* (1202). Este, podríamos decir, es como un número perfecto que hallaremos en la naturaleza.

Los números de Fibonacci se los debemos, al final, a un problema postulado por De Pisa, sobre el apareamiento de los conejos. Su planteamiento es muy interesante, pero necesitaría varios párrafos para explicarlo y no quiero desviarme demasiado del tema que trato de plantearle; sin embargo, le recomiendo que lea el artículo del profesor Ignacio Mantilla Prada, titulado "Las matemáticas de la cría de conejos", publicado en la web del diario *El Espectador*. Él lo explica fenomenalmente. Le dejo el *link* abreviado: bit.ly/ConejosFibonacci.

En la secuencia de Fibonacci cada nuevo número es el resultado de la sumatoria de los dos que lo preceden; se lo muestro: 0, 1, 1

(0+1), 2 (1+1), 3 (1+2), 5 (2+3), 8 (3+5), 13 (5+8), 21 (8+13), 34 (13+21), 55 (21+34), 89... y así continúa la progresión de manera infinita. Si dividimos cualquier cifra de esta secuencia, por la anterior, el resultado será cercano a 1,61803. Este es el mencionado número dorado, o de oro, o la razón áurea, o *phi*. Y este lo hallamos, por ejemplo, en las formas de las conchas de los moluscos, en diversas flores (como el girasol), en las escamas de la piña, en la proporción entre las abejas y los zánganos en una colmena, en los giros de los huracanes, en obras de arte como *El hombre de Vitruvio*, de Leonardo Da Vinci, en la arquitectura de Le Corbusier, en las formas del violín o en el pabellón auricular de los humanos.

Phi, el número divino, fue también muy importante en los hallazgos realizados por el japonés Masaru Emoto (1943-2014). Muchos de ellos quedaron constatados en los cuatro volúmenes de sus *Mensajes del agua*. En 1994, él comenzó a analizar y a retratar, a nivel microscópico, el comportamiento del agua congelada. Usó la del grifo, la de los ríos, la de los lagos, agua contaminada, agua filtrada. Y durante este proceso hacía que el líquido estuviera expuesto a otros "estímulos". Por ejemplo, él quería demostrar cómo las vibraciones (la energía) de la música y de las palabras podían afectar el congelamiento del agua. Si esto era cierto se vería en los cristales que retrataba.

Y su hipótesis no fue descabellada. Las fotografías del agua congelada mientras sonaba en unos altavoces la *Pastoral* de Beethoven, o la *Sinfonía No. 40 en sol menor*, de Mozart, o las *Variaciones Goldberg*, de Bach, mostraban unos cristales hermosos. Cuando la banda sonora era *heavy metal*, los resultados no eran nada armoniosos – bueno, a mí me gusta el *heavy*, pero al parecer al agua no–. La belleza de los cristales relucía cuando durante su congelamiento el líquido estaba expuesto a las palabras "gracias", "amor" o "alma"; cada gota se congelaba conservando la geometría sagrada, la estructura de la composición áurea de los números de Fibonacci. Pero las fotografías revelaron que los cristales perdían toda su armonía y presentaban formas caóticas y poco estéticas cuando las palabras empleadas eran "demonio", "me das asco, te voy a matar" o "estúpido". ¿Coincidencia? ¿Ocultismo? ¿Vaya tontería?

Emoto presentó sus experimentos en todo el mundo y estos despertaron varios interrogantes. Si el poder de una canción o de una palabra (su energía) emitida por un parlante era capaz de producir esas variaciones en el agua, ¿será que nuestras propias palabras o nuestros propios pensamientos tienen también un efecto sobre nosotros? Porque, téngalo en cuenta, el 60 % de todos los seres humanos está compuesto por agua. ¿Será que no hay relación alguna entre nuestra agua y nuestro propio parlante cerebral? ¿Será que lo que crea nuestra mente no tiene afectación alguna sobre ese líquido que nos compone? Yo no voy a responderlo, le dejo esa labor a usted.

Y, de otro lado, si nuestros pensamientos son energía y tanto usted como yo somos 99,9 % energía, ¿será que ellos no tienen influencia sobre lo que somos? Tener acceso a todos estos hechos nos abre una galaxia de posibilidades. El universo externo tiene sus leyes. Nuestro universo interno tiene las suyas, y su propio lenguaje y su propia matemática –con secuencia áurea incluida–. Para mí uno de los conceptos más certeros de la ciencia es el de unidad, porque, a la luz de lo que hemos visto, nos invita a entender que todos hacemos parte de un todo.

El ataque de pánico

Leo. Releo. Reviso estas páginas y pienso que habría sido muy útil tener este conocimiento cuando salí de la clínica después de la etapa más crítica de mi meningitis. Al volver a mi vida habitual me sentía muy débil, triste, desesperado, especialmente porque se me olvidaban muchas de las cosas y hechos más inmediatos. Un día, llegando a casa después del trabajo e intentando aparcar el auto, viví un momento terrible. Al dar reversa sentí como si me estuviera yendo por un túnel oscuro, como si se hubiera abierto un hoyo gigante que quería absorberme y llevarme a otra dimensión, o a los brazos de la muerte. Hundí el pedal del freno, me agarré del volante muy fuerte, respiraba a gran velocidad, miraba a mi alrededor y todo parecía sumamente normal, pero yo me sentía en medio de una función de horror. En cualquier momento aparecería Jason Voorhees, el matón de la saga de *Viernes 13*, con una sierra eléctrica, para acabar con todo esto.

En aquel momento no lo comprendía, pero era apenas obvio que, después de haber estado un mes quieto en una cama, con la inflamación producida por la fiebre, la inflamación de la infección, la inflamación de mis emociones durante ese tiempo de duelo y conflicto, y alimentado por la comida del hospital, mi cuerpo y mi mente estaban en un inmenso desequilibrio. Toda esa experiencia había afectado mis hormonas y los neurotransmisores de mi cerebro, y eso desencadenó aquel momento en el auto, que era, sin duda, un ataque de pánico.

El episodio habrá durado algunos minutos, pero en medio de la crisis sentí que se prolongaba durante horas, y que si Jason Voorhees no me trituraba con su sierra eléctrica entonces me devoraría el hoyo negro que seguía abriéndose tras el auto. De repente volví a conectarme con la realidad. El agujero oscuro ya no estaba. Yo me encontraba solo, en el parqueadero, y otra vez las preguntas inundaban mi cabeza. ¿Qué me estaba pasando?

Aquel día experimenté una crisis de pánico debido a una causa viscerosomática –¿lo recuerda? Lo expliqué hace poco–; dicho de otra manera, la enfermedad de un órgano estaba afectando mi cerebro. Al final lo que sucedía en mi cuerpo físico hizo que se prendieran las alarmas de mi mecanismo de lucha o huida, y aunque no había un tiranosaurio rex, yo experimenté aquel miedo terrible. Pero todo fue una invención de mi cerebro. Y sucedió porque yo no me había ocupado de mí de manera adecuada. Había perdido la capacidad de adaptación. El estrés, de todas las formas, estallaba en mi interior.

No he vuelto a tener un ataque de pánico, pero el que experimenté me sirvió para prestarle más atención a lo que sucedía en mi cuerpo físico, mental y energético, y para comprender mejor a mis pacientes que sufren estas crisis de manera repetida y por diversas causas. Le cuento esta historia porque me parece una buena introducción al tema que trataremos de inmediato, en el que tendremos una primera y ligera inmersión en nuestra esfera física y hablaremos de esas hormonas y esos neurotransmisores que, al no estar en buenas condiciones, nos pueden generar crisis como la que le acabo de relatar.

El presidente hipotálamo

Inspeccionemos la torre de control. Vámonos de viaje por el interior de nuestro encéfalo. Allí, en la base cerebral y unido a la hipófisis por un tallo nervioso, se encuentra el hipotálamo. Él maneja la farmacia interna de nuestro organismo y será nuestro personaje protagónico dentro de algunas páginas, pero en este momento del libro se lo presento para que entienda el trascendental papel que desempeña en nuestro estado emocional.

Antes de empezar quisiera recordarle qué son las proteínas, y aunque su mente piense en un gran trozo de chuletón de buey, las proteínas de las que aquí le hablo son las que produce nuestro cuerpo. Ellas están compuestas por cadenas de aminoácidos que conocemos como péptidos. Hay varias clases de ellos. En el hipotálamo, se producen los neuropéptidos que pueden operar como neurotransmisores del sistema nervioso. ¿Y cómo surgen? Se lo cuento con un ejemplo.

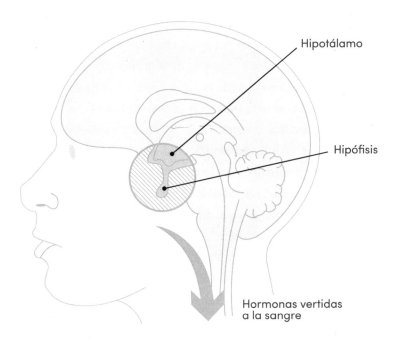

Hipotálamo

Hipófisis

Hormonas vertidas
a la sangre

Supongamos que ayer en la noche murió su adorado perro Co-pito. Usted, ante ese episodio siente tristeza. Esa emoción provoca que el hipotálamo produzca unos neuropéptidos determinados, que generarán en su cuerpo unas respuestas particulares, quizás mareo, náuseas, escalofrío, llanto, inapetencia, pánico. Pero estos neuropép-tidos serían distintos y provocarían estímulos diferentes, si usted, por ejemplo, estuviera feliz porque lo eligieron como baterista principal de la última gira de Kiss. En esa situación, estas proteínas le provoca-rían risas, saltos, placer, acelerarían sus palpitaciones, en fin. Eso es importante que lo tenga en cuenta. Pero, ¿cómo sucede esto dentro del organismo? Continuemos, paso a paso.

Para mí, el hipotálamo es como el presidente de una gran multinacional. Él, dependiendo de lo que siente su cliente (usted), le pide a su gerente, la glándula hipófisis –que también se encuentra en el cerebro–, que se encargue del asunto y ponga a trabajar a sus empleados, las células de los órganos, en ese asunto específico. En este caso deben poner en marcha el mecanismo correspondiente a la emoción que usted está sintiendo, la tristeza por la muerte de su pequeño compañero canino.

En síntesis, esos neuropéptidos que genera el hipotálamo, por cuenta del momento que usted atraviesa, con la buena gestión de la hipófisis llegarán a las células de los órganos. Cada célula cuenta con unos receptores –que son como pequeñas antenas que captan una señal– que atenderán el arribo de estos neuropéptidos "tristes". Ellos se alojarán allí y desencadenarán una reacción particular dentro de la célula. Insisto, estos provocarán estímulos celulares diferentes dependiendo de la emoción que los ha llevado hasta allí. Así es el viaje emocional dentro de su cuerpo, que comenzó con la partida de Copito.

Todas nuestras células tienen su propia vida, su propio ciclo, por ende, tienen su propia consciencia. No son eternas, se están regenerando constantemente, es decir, todo el tiempo los seres humanos estamos naciendo y muriendo; y al final la vida es solo una experiencia de la conciencia. Como notará, me emociona hablar de la célula. Pero esta explicación es el preámbulo para hablar del tema que hallará a continuación.

La adicción a las emociones

Así como hemos identificado las adicciones a la heroína, a la cocaína, al azúcar –la peor de todas las drogas–, al juego, al sexo, también podemos ser adictos a nuestras emociones. Revisémoslo. En efecto, si una sola emoción desencadena en nuestro cuerpo toda esa enorme respuesta que le acabo de describir, y si tiene tanto impacto en nuestras células, por supuesto que puede traer una adicción. De esa manera empezamos a crear situaciones para satisfacer nuestras necesidades mentales y celulares.

La muerte de su fiel Copito le produjo una gran tristeza. Esa emoción seguramente le durará algunos días. Durante todos ellos el hipotálamo estará enviando a los receptores de las células los neuropéptidos generados por esa situación. Si su período de duelo se alarga, si usted cada día sigue avivando el triste recuerdo, pues su pobre célula tendrá cada vez más receptores esperando esos neuropéptidos. Y si ese estado se convierte en una emoción crónica que dura meses y meses, pues imagine lo que está pasando en sus células, cada vez habrá más y más receptores esperando esos neuropéptidos que vienen del hipotálamo, activados por esa tristeza que usted mismo sigue construyendo. Y le cuento algo más, la célula no solo expresa receptores para acoger a los neuropéptidos, también los genera para recibir a las vitaminas, los minerales, los ácidos grasos, pero si en su puerta de entrada hay un número tan grande de neuropéptidos, pues estos provocarán un atasco y dejarán poco espacio para que la célula pueda ocuparse de esos otros componentes tan importantes. Mire todo lo que sucede a nivel celular debido a una emoción que persiste en el tiempo.

Llegará un momento en que quizás usted pueda abrir los ojos –como el "observador" del que hemos hablado– y quiera salir de esa espiral oscura, pero notará que le cuesta hacerlo. Quizás el fin de semana se matriculó en un taller de actitud positiva y durante esos días se abrazaba y lloraba y reía con todos los que participaban en él, pero el lunes al levantarse aquella sensación estaba ahí otra vez. Los receptores de sus células, acostumbrados durante tanto tiempo a los neuropéptidos causados por la tristeza, estarán pidiendo a gritos que vuelvan, que lleguen, los necesita. De esta manera se genera la adicción celular a una emoción. **Y una adicción es algo que no se puede parar.**

Ese es el mismo *modus operandi* de las otras dependencias que se generan en su organismo: a la cocaína, a las pastillas, al alcohol, al azúcar; ponga aquí la que quiera. Y hay una que es muy común entre los seres humanos que vivimos en Occidente, incentivada en muchos casos por los dogmas religiosos, la adicción al sufrimiento. Vivimos apegados a él porque nos dijeron que solo sufriendo podremos lograr nuestras metas. No hemos entendido que esforzarse y sufrir son dos acciones muy diferentes. Pero nos gusta el sufrimiento. Y se convierte en una adicción, sí, desde la célula. Hay unos receptores que estarán aguardando su proteína del sufrimiento. "Mándamela ya, presidente hipotálamo, aquí la espero". ¿De verdad? ¿No sería más fácil oprimir el freno, mirarnos más, revisar lo que pasa en nuestro interior –en todas sus esferas– para no seguir el juego?

Retomando todo lo que hemos hablado en este capítulo, esa tristeza la está generando su inconsciente, sí, a partir de un hecho real –murió Copito–, pero de acuerdo con su interpretación de esa realidad –murió Copito, qué injusticia, la vida no vale nada, este dolor estará ahí siempre–. Lo que programó en su inconsciente usted lo manifiesta en su consciente y este lo lleva al nivel celular, y sus células acostumbradas a lo que usted les da, le piden más y más; y su inconsciente sabe cómo dárselo. ¡Vaya círculo tan hermoso!

¿Le caigo muy gordo si vuelvo a mencionar aquella frase de Jung? "Hasta que no hagas consciente a tu inconsciente, este gobernará tu vida y lo seguirás llamando destino". Prometo no volver a mencionarla por un buen rato.

"Prender" el gen

Hay un concepto muy interesante, del que ya hablamos en *El milagro metabólico*, y es la epigenética, que nos muestra cómo nuestra manera de vivir, los alimentos que elegimos, el ejercicio que realizamos, nuestra exposición a diversos estresores, nuestras creencias, pueden ser determinantes para que nuestros genes, heredados de mamá y papá, se activen o desactiven ante un estímulo específico. Quizás en su estructura genética usted tenga ese gen que lo hace más proclive al cáncer, pero debido a sus buenos hábitos este jamás se "prendió". De eso habla la epigenética, un término acuñado por Bruce Lipton, uno de los científicos que más ha estudiado la relación de la cuántica con la Medicina y las Ciencias naturales. Buena parte de sus enseñanzas las recopila en *La biología de la creencia* (*The Biology of Belief*, 2005), libro en el que cuenta cómo cambió su vida y su manera de practicar y enseñar la Medicina.

Lipton realizó varios experimentos en los que pudo demostrar que las células son inteligentes "y tienen una misión y un propósito: buscan activamente entornos que permitan su supervivencia y evitan los que les resultan tóxicos u hostiles". Así lo afirma en su libro. Para realizar sus pruebas tomó varios grupos de células, los colocó en cajas o placas de Petri –un recipiente circular, usualmente de vidrio, muy común en la microbiología, donde se suelen guardar los cultivos celulares– y a cada uno de ellos los sometió a diversas condiciones. En uno incorporaba elementos tóxicos, como químicos industriales. En otro, por el contrario, añadía nutrientes. Con el paso de los días notó que las células del primer grupo se alejaban de las toxinas y las del otro se acercaban a los nutrientes. ¿Qué las hacía comportarse así? ¿Por qué rechazaban o se acercaban a esas sustancias de las que estaban separadas y con las que no tenían ningún tipo de comunicación directa? Nada indicaba que se pudieran juntar o repeler. Lo único que los podía acercar o distanciar es la energía existente en esos componentes. Así sucede con nosotros: tendemos a acercarnos a aquello que nos genera bienestar y nos mantenemos aparte de lo que nos puede dañar (la gacela y el león).

Los estudios de este científico abrieron un nuevo camino y demostraron que nuestros genes heredados no controlan nuestra vida o nuestro destino. Que ellos se "enciendan" o se "apaguen" dependerá de nuestros hábitos, de cómo vivimos, de qué nos decimos a diario, de cómo percibimos el mundo. Una emoción, como la tristeza debido a la muerte de nuestro perro, puede ser una activadora dentro de todo este proceso.

Seguir creyendo en la infalibilidad del modelo establecido, que indica que cada una de nuestras afecciones se debe al gen defectuoso que mamá heredó de la abuela, es estar del lado de lo que Lipton denomina "miopía genética". Él mismo explicó que nuestros genes no representan ninguna limitación; las limitaciones las aportan los pensamientos, que convertimos en emociones y luego en creencias.

Sí, Copito falleció, lo lamento mucho, sé qué se siente; mientras escribía mi libro anterior murió mi perra Toña, pero si usted y yo nos dejamos ganar la partida por la tristeza, si nos quedamos aferrados a ella, si la convertimos en una emoción crónica y construimos la creencia de que nuestra vida es injusta o no vale nada porque nuestra mascota nos dejó, al final estaremos afectando a nuestro valioso universo celular y a nuestra genética, y abriéndole puertas al estrés, porque todo nuestro cuerpo, en sus tres esferas, caerá en un desbalance.

Un universo conectado

Llegamos al final de este capítulo. Hemos hecho una larga travesía al interior de nuestro organismo revisando especialmente sus regiones menos evidentes, realizando inmersiones al minúsculo territorio subatómico y a la buhardilla del subconsciente. Después de esta expedición, en la que conocimos los tipos de estrés, la energía contenida en nuestro interior y las ondas cerebrales, y dimos un paseo muy breve por el campo cuántico, creo que le ha quedado claro que somos una creación de nuestra conciencia. Y que nuestra conciencia es, a su vez, una fabricación de nuestras creencias y es la expresión de nuestro inconsciente. Quise comenzar desarrollando estos conceptos, que están muy ligados con el estrés percibido, para mandarle desde el inicio un mensaje claro: la solución para escapar del torbellino que nos estresa debe ser abordada desde diversos niveles. Pero, antes que nada, debemos comprender que no será una pastilla mágica la que nos solucione el problema.

Somos un universo sumamente complejo y poderosísimo, somos más que huesos, músculos y vísceras. Somos una megabatería llena de energía que fabrican nuestras células y nuestros átomos. Y debemos tener en cuenta que las creaciones de nuestra mente afectan a nuestro cuerpo, y lo que sucede en nuestro cuerpo afecta a nuestra mente.

Usted, como se lo explicó Morpheus a Neo en *The Matrix*, ha inventado su propio mundo a partir de sus pensamientos, sus emociones y sus creencias, pero el mundo no es un espacio tan limitado y reducido. Para poder reconocerlo y dar el paso hacia un territorio de nuevas experiencias es necesario un cambio de paradigma, y eso es lo que le propongo desde que comenzó la lectura de este texto.

Habitamos un universo que nos ofrece millones de posibilidades, pero solo aprovechamos unas pocas al no poder salir de nuestro modo automático –gobernado por nuestro inconsciente–. Usted ya sabe cómo escapar de él, no necesita un plan complejo, no es una fuga de Alcatraz, basta con parar y convertirse en un verdadero "observador" de lo que sucede.

Y ni usted ni yo estamos "separados". Somos dos campos en conexión que se conjugan con los campos de millones de seres que conforman este planeta, y entre todos creamos un inmenso campo casi imposible de medir. Somos un universo conectado, y el universo no tiene pruebas, no emite juicios, no castiga, no nos distancia: el universo es una realidad de unión.

"Pero, doctor, ¿qué relación tiene esto con el estrés?", me preguntará usted algo agobiado. Tranquilo, que no se le estrese el átomo. La relación es total. Ya quedó claro que el estrés, palabras más, palabras menos, es cualquier evento interno o externo que supera la respuesta de adaptación de nuestro cuerpo. ¿Y qué es nuestro cuerpo?, le pregunto. "Pues las tres cosas esas que usted repite y repite, doctor: la mente, la parte física y la energía". Pónganse un diez. Para controlar nuestro estrés tenemos que saber cómo este afecta esa triada que usted acaba de mencionar; si logramos ponerla en sintonía y en movimiento habremos dado un paso gigante para conseguir nuestro balance interior; un paso enorme para gozar de una buena salud, para recuperar nuestro equilibrio.

El escritor y futurólogo estadounidense Alvin Toffler (1928-2016), autor de libros tan conocidos como *El shock del futuro* (*Future Shock*, 1970) o *La tercera ola* (*The Third Wave*, 1980), dijo que los analfabetos del siglo XXI no serán aquellos que no puedan leer o escribir, sino aquellos que no puedan aprender, desaprender y volver a aprender. No lo perdamos de vista, porque esa actitud nos servirá mucho para ir descifrando a nuestro buen (mal) amigo, el estrés.

CAPÍTULO TRES

El cuerpo físico

¡Llamen al bombero!

Todo comienza en el hígado. Este órgano debe producir colesterol, un lípido esteroide que, según la tía Bertha, se encuentra en los huevos con jamón que se come por la mañana. ¡Ella y sus mitos! En realidad, dicha sustancia permite que nuestro organismo tenga la materia prima para producir al personaje estelar de este apartado, el cortisol.

El colesterol, que es muy necesario en nuestro cuerpo y que no podemos seguir definiendo como "bueno" o "malo", fabricará una hormona crucial: la pregnenolona. De ella provienen hormonas femeninas como la progesterona y los estrógenos; o masculinas, como la testosterona y la dihidrotestosterona (DHT); o algunas que son claves en el balance del sodio, como la aldosterona; y la que más nos importa en este momento, el cortisol, que se encarga de regular la respuesta del estrés en el organismo.

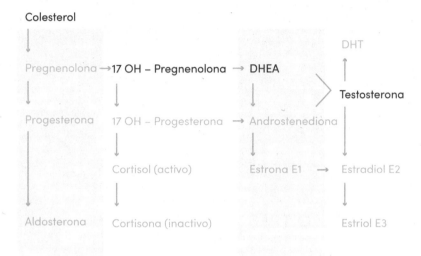

Colesterol

Pregnenolona → 17 OH – Pregnenolona → DHEA

DHT

Testosterona

Progesterona   17 OH – Progesterona → Androstenediona

Cortisol (activo)   Estrona E1 → Estradiol E2

Aldosterona   Cortisona (inactivo)   Estriol E3

El cortisol se produce exactamente en las glándulas suprarrenales, que son como dos grandes sombreros que están adheridos
a la parte superior de nuestros riñones. Las suprarrenales, a su vez,
tienen dos partes, la médula y la corteza. En la primera se producen
la adrenalina –la hormona que prende nuestro sistema de defensa
o huida– y su hermana la noradrenalina. En la segunda, la corteza,
nacerán tres de las hormonas esteroideas. Y en su capa más externa
se producirá el cortisol.

Voy a hacer una parada obligada para explicar un par de asuntos
importantes. El primero: esta es una prueba de que el colesterol es
muy necesario en nuestro cuerpo y de que ya es hora de replantearnos las preconcepciones que tenemos sobre él. De hecho, la guerra
anticolesterol está causando muchos trastornos evitables en los pacientes en todo el mundo. El segundo: el cortisol es como cualquiera
de nosotros, tiene varias funciones. Así como usted es hija, madre,
esposa, gerente financiera, administradora del edificio y violinista
en sus horas libres, el cortisol también tiene varias funciones; aquí,
al inicio, estamos hablando de su papel como hormona. ¿Vale? No
lo pierda de vista.

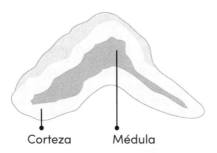

Corteza   Médula

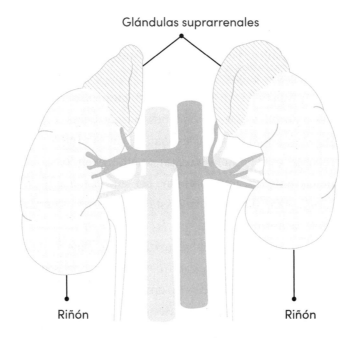

Glándulas suprarrenales

Riñón   Riñón

En su función hormonal el cortisol nos permite responder ante el estrés. Sin embargo, como se lo conté en *El milagro metabólico*, no está siempre disponible en nuestro cuerpo: trabaja en un horario específico, es un empleado al que no le gustan las horas extra. Por eso, cuando nuestro cerebro enciende las alarmas y nos avisa que estamos en medio de una situación de peligro porque se acerca el tiranosaurio rex –real o imaginario; ya vimos que muchos estados de alerta son invenciones propias–, la adrenalina entra en acción de inmediato; ella siempre está de guardia y gritará: "¡Corre, Forrest, corre!". La adrenalina mandará muchas señales a distintas partes del cuerpo y el cerebro para que se centren en el único objetivo de ese momento: escapar. Ella se encargará de que no sintamos dolor si en la mitad de nuestra fuga saltamos del segundo piso y nos rompemos el tobillo. Luego, cuando la alerta desaparezca, ya vendrán las molestias y la escayola. Le daré más detalles de lo que sucede dentro de nosotros en ese instante de "terror" cuando hablemos del sistema nervioso simpático (falta un par de páginas para hallarlo).

La adrenalina actúa entonces como el fuego veloz que causa un incendio y esta deflagración despierta al cortisol, que enciende su respuesta y trata de corregir los daños causados; él es como el bombero que está ahí para aplacar las llamas en nuestro organismo, porque todas las células tienen receptores para el buen cortisol. Por eso es tan relevante. Sin embargo, como lo mencionaba antes, él no se encuentra siempre disponible. Si está tomando una siesta, alguien tiene que sacarlo de la cama.

Si usted lleva unos buenos hábitos de vida, se alimenta bien, duerme las horas necesarias, tiene cierto control emocional, seguramente su cortisol estará trabajando en el turno que más le gusta, el diurno; como los empleados de una entidad financiera que no tienen horarios extendidos. Él se siente cómodo con esa rutina, quiere irse a la cama cuando llega la noche. Sin embargo, si en su vida imperan las jornadas laborales eternas, acompañadas de malos hábitos alimentarios, consumo de alcohol y cigarrillo y todo esto le provoca un insomnio permanente, pues su cortisol estará trabajando en las horas que detesta; quizás el pobre se levante en la madrugada –y lo despertará a usted, obvio– y causará un desequilibrio en su desempeño habitual.

Usted ama su telefonito inteligente, nunca le puede faltar, siempre revisa que su batería esté al máximo nivel, por eso suele cargarlo durante la noche. De esa forma su aparato adorado tendrá un buen funcionamiento al día siguiente. Si es capaz de lograrlo con su *smartphone*, ¿por qué no hace lo mismo con su cortisol? Él opera igual que la batería de su celular. De noche se recarga, de día trabaja. Y el cortisol es un "poquito" más importante que la pila del móvil porque lo ayudará a responder de manera eficiente ante el estrés diario.

El problema es que hoy vivimos a toda velocidad. Nos obligan (o nos obligamos) a trabajar rápido y todo el tiempo para ganarnos la palmadita en la espalda del jefe –"Bien, empleado 024, lo hiciste muy bien"–, y para tener más dinero y ser la chica exitosa o el chico ganador que sale en las fotos de Instagram. Lo escribí en la primera parte del libro: no paramos nunca, no nos observamos y dejamos la puerta abierta para que diversos estresores afecten, durante todo el día, a nuestro organismo. Eso provocará que el bombero cortisol esté apagando el fuego de forma permanente, ¡y él se cansa! No podrá desempeñar bien su labor si no duerme. Por favor, mire el gráfico que acompaña estas páginas, así debería ser el comportamiento diario y habitual del pobre "Corti". ¿Será que así funciona el suyo?

El cortisol es una pieza fundamental de nuestro sistema de respuesta ante el estrés, pero también atiende el llamado de la adrenalina. Al trabajar con ella está vinculado con la hormona insulina y él tiene la capacidad de aumentar la cantidad de glucosa en nuestro cuerpo. Asimismo, tiene relación con el ácido úrico. Debemos tener en cuenta que el exceso de cortisol es una respuesta al exceso de inflamación, y que este hace parte de un destacamento del sistema nervioso que, para mí, es el verdadero jefe de todos nosotros. Ya se lo cuento.

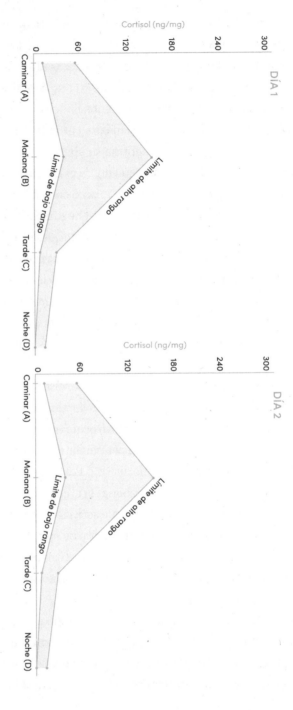

Este es el comportamiento normal de los valores del cortisol libre medido en saliva o en orina seca.
No espere este resultado al medir el cortisol total en sangre. Esta última medición es de poca utilidad clínica.

Doctor, mídamelo

En este momento, con todo lo aprendido, usted va a querer que su especialista le mande a medir el cortisol. Esa es una muy buena decisión. Si llenó el cuestionario del inicio y siente que yo estuve vigilándolo durante todo ese tiempo para escribir *El milagro antiestrés*, entonces es el candidato ideal para este examen. Lo más probable es que su médico habitual se lo mande a medir en sangre, pero esta prueba no es la ideal; solo podría ser útil en casos severos. Dicha revisión sí tendrá un real uso clínico cuando se mide el llamado "cortisol libre", que no está unido a las proteínas. Esta fracción la podemos encontrar en muestras de saliva o en orina seca (*Dutch Test*). Tales exámenes serán mucho más precisos y ayudarán a entender cómo es el balance de esta hormona durante todo el día.

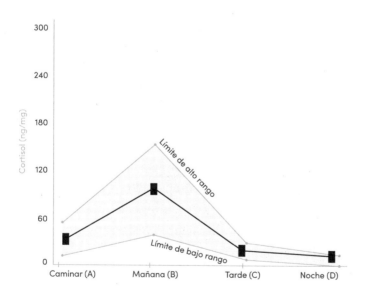

Este sería el comportamiento del cortisol de una persona sana. Tiene una elevación en la mañana al despertar, luego presenta una caída hacia al mediodía y desde ese momento, hasta el final de la jornada, ese descenso es menos pronunciado.

A mí me gusta pedir la medición de las muestras de cortisol a las 6:00 y a las 11:00 de la mañana, a las 4:00 de la tarde y a las 11:00 de la noche. Cuando los pacientes tienen síntomas nocturnos, la pido a las 2:00 de la mañana. Ellos, felices, realizan la prueba a esa hora porque podrían salir a jugar un partido de fútbol. Todos esos resultados nos permiten llevar la conducta del cortisol a un simple gráfico, que nos mostrará su actividad diaria.

Un jefe autónomo

Nuestro sistema nervioso se divide en central y periférico. El primero está compuesto por el cerebro y la médula espinal; el segundo conecta a los dos órganos mencionados con el resto del organismo. Pero este, a su vez, se divide en sistema nervioso somático, que es voluntario y controla toda la movilidad y la sensibilidad del cuerpo; y el autónomo, que es involuntario y se encarga de importantes funciones en las que a veces no reparamos, como controlar la presión sanguínea, los latidos del corazón, la frecuencia respiratoria, la digestión, el metabolismo, la temperatura corporal, entre otras. El autónomo, se divide en otros dos sistemas nerviosos, el simpático y el parasimpático. Hundamos el freno. Para que le quede más claro revise el gráfico que acompaña este apartado.

El sistema nervioso simpático se encarga de la operación del sistema de defensa o huida, nos permite responder ante las alarmas del estrés, gracias a él nuestras pupilas se dilatan, así los ojos podrán ver mejor en medio de la situación de alerta –real o percibida–; nuestro ritmo cardíaco se acelera, así podremos bombear sangre hacia nuestras extremidades y correr más rápido para que no nos alcance el tiranosaurio rex; e interrumpirá la función de los intestinos y el hígado, porque en medio de esa fuga nadie está pensando en hacer

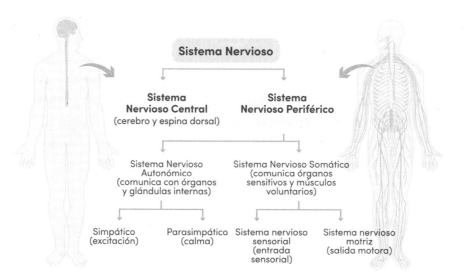

la digestión. El simpático bloqueará la producción de jugos gástricos, de la insulina en el páncreas, del moco en los bronquios, y forzará al hígado a utilizar la glucosa que tiene guardada y que puede usar de inmediato. También aumentará nuestra frecuencia respiratoria y la presión arterial, y propiciará la producción de la adrenalina –de la que hablamos hace poco–, la noradrenalina y el bombero cortisol. Y este último contribuirá a acelerar el proceso que impide que durante esta gran escapada pensemos en vaciar nuestra vejiga.

Todo ese operativo, que la gente denomina la "respuesta del estrés", se la debemos al sistema nervioso simpático. Y es muy interesante, porque ante su llamado se ponen en marcha todas esas acciones que le describí, que tienen lugar en variados órganos que parecerían no estar conectados unos con otros. Pero sí, por supuesto que hay conexiones entre ellos.

Del lado opuesto encontramos al sistema nervioso parasimpático, que se encarga del estado de relajación y reparación. De este depende que usted pueda dormir y se encuentre tranquilo; también se ocupa de los estados meditativos y de contemplación. Él trabajará con dedicación cuando usted está en la cama soñando y reparando sus tejidos, se hará cargo de su respiración, de la digestión, de la desintoxicación del hígado, de los movimientos de su intestino; promoverá la producción de insulina, de jugos gástricos, la secreción de moco, y lo ayudará a orinar y a defecar cuando sea el momento.

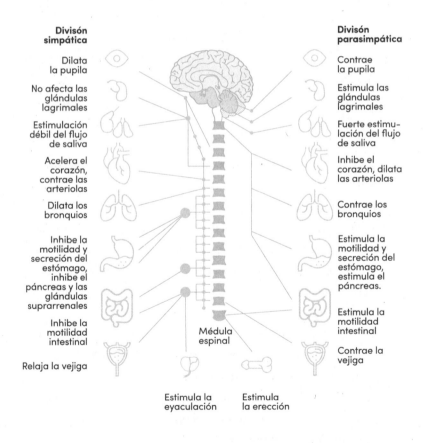

Divisón
simpática

Dilata
la pupila

No afecta las
glándulas
lagrimales

Estimulación
débil del flujo
de saliva

Acelera el
corazón,
contrae las
arteriolas

Dilata los
bronquios

Inhibe la
motilidad y
secreción del
estómago,
inhibe el
páncreas y las
glándulas
suprarrenales

Inhibe la
motilidad
intestinal

Relaja la vejiga

Médula
espinal

Divisón
parasimpática

Contrae
la pupila

Estimula las
glándulas
lagrimales

Fuerte estimu-
lación del flujo
de saliva

Inhibe el
corazón, dilata
las arteriolas

Contrae los
bronquios

Estimula la
motilidad y
secreción del
estómago,
estimula el
páncreas.

Estimula la
motilidad
intestinal

Contrae la
vejiga

Estimula la
eyaculación

Estimula
la erección

Teniendo en cuenta las características de cada uno, se podría pensar que el simpático y el parasimpático son como el día y la noche. Sin embargo, sería mejor pensar en ellos como dos fuerzas que se equilibran, como el famoso ícono del yin y el yang, donde el lado negro tiene un punto blanco y el lado blanco un punto negro. ¿Lo recuerda? De esa manera trabajan estos dos chicos. Sí, es cierto que, durante el día, cuando usted afronta la mayoría de retos laborales, intelectuales y de diversa índole, estará principalmente en estado simpático. Pero cuando se toma un pequeño descanso o cuando come, su parasimpático le dice a su colega: "Relájate y ve a dar un paseo", y él toma durante un período el control. Habrá momentos en que comparten los turnos. Sin embargo, el reino del parasimpático suele ser nocturno.

Pero siempre debe haber un balance, como en el yin y el yang. Es cierto que nuestro sistema nervioso simpático nos protege, pero si todo el tiempo lo estamos activando a través de diversos estímulos, como aquellas emociones que hemos creado en nuestro cerebro, este tendrá un exceso de trabajo y provocará una deficiencia de parasimpático. O puede presentarse lo contrario, un exceso de este último y una deficiencia del primero. Es clave que exista un equilibrio entre el "equipo" que nos permite responder ante el estrés y el que nos ayuda a recuperarnos de este.

Espero que estas explicaciones le hayan ayudado a entender por qué es tan importante nuestro sistema nervioso autónomo. ¿Le puedo decir francamente qué pienso de él? "Dígamelo, doctor, al fin y al cabo es su libro". Quizás a usted le suene exagerado. "Después de leer lo de Masaru Emoto ya nada me sorprenderá, doctor". Pues bien, yo, Carlos Jaramillo, creo firmemente que el sistema nervioso autónomo es el verdadero jefe de nuestro cuerpo. Él es el *jefe*. El capo. El rey. El *boss*. Él logra que todos los tejidos, los sistemas y las células del organismo trabajen juntos. Nuestra mente está conectada con una compleja red neurológica que se comunica con todo lo que somos a través de señales neuroendocrinas o neurohormonales, y de ellas dependen esas reacciones, acciones y respuestas que le he descrito en los anteriores párrafos (la frecuencia cardíaca, las distintas secreciones, incluso el estado de las defensas del sistema inmunológico). Todo eso lo consigue el sistema nervioso autónomo. Su labor es increíble. Es el único que puede explicar cómo el pensamiento afecta la neurología y, desde ella, a cualquier parte del cuerpo. Es quien le da claridad a todo lo que vamos a desarrollar a partir de este momento, que involucrará las relaciones de la mente y del sistema neurológico, con los sistemas digestivo, cardiaco, vascular, sexual, inmune, endocrino, entre otros.

Él es el *jefe*. Y así se acaban, de una vez por todas, las peleas que suelen tener todos los médicos especialistas sobre cuál es el órgano que manda más en el cuerpo. El cardiólogo defiende a su corazón valiente, el neurólogo, al cerebro que todo lo controla; y así cada uno. Pues el sistema nervioso autónomo hace parte de todos, los junta, logra que se comuniquen en paz, que se abracen y se amen entre ellos.

Como notará, hemos agregado nuevos protagonistas a este relato sobre cómo actúa nuestro cuerpo ante una situación de estrés. Primero hablamos del cortisol, que cumple una labor crucial en este mecanismo de respuesta, pero es *un* protagonista de este filme coral, en el que participan muchísimos intérpretes de primer nivel, actores muy simpáticos y parasimpáticos.

El ciclo circadiano

Todos los anteriores personajes tienen una relación especial con este término que le mencioné en la primera parte del libro y que aquí, por fin, se lo explicaré. El ciclo –o ritmo– circadiano hace referencia a cómo debería comportarse nuestro cuerpo, durante las 24 horas del día, en condiciones ideales. Le daré algunos ejemplos: si nuestro organismo está balanceado, si no hay excesos de simpático o parasimpático, si el cortisol está feliz en su horario de empleado bancario, nuestro hígado debería estar en su período de desintoxicación entre la 1:00 y las 3:00 de la mañana; el momento más álgido de nuestra labor intestinal tendría que estar ocurriendo entre las 5:00 y las 7:00 de la mañana, y en ese período deberíamos ir al baño a evacuar lo que no necesitamos. Le dejo este gráfico para que pueda entenderlo mejor. Esto no quiere decir que si usted va al lavabo a las 8:00 de la mañana, su cuerpo está en desbalance, no todos tenemos las mismas rutinas, ni la misma vida, pero estos parámetros nos sirven de referencia.

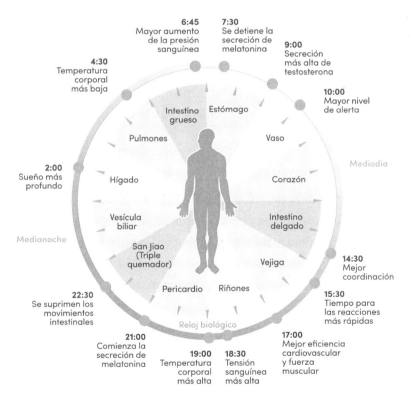

El círculo interno es el ciclo cicardiano, descrito por primera vez hace 5000 años por la Medicina tradicional china. El externo son las variables fisiológicas que plantea la fisiología clásica.

Uno de los principales enemigos del orden de nuestro ciclo circadiano es el *jet lag*, y todos esos hábitos de los que hablamos en el apartado del estrés físico –la exposición a las diversas radiaciones, a la luz blanca, a los químicos, los pobres hábitos de vida, y un largo etcétera–. Por eso, si usted se está levantando a las 2:00 de la mañana a pasear a Copito Segundo (podría haber llamado de otra manera a su nuevo perro), y se siente totalmente despierto y hasta podría comenzar a trabajar a esas horas, entonces sería bueno que revisara su rutina y se acercara a su especialista o a su médico funcional más cercano para comenzar a trabajar sobre este asunto.

Si eso le pasa es porque seguramente su cuerpo durante la noche sigue estresado y no podrá realizar todas esas funciones aquí descritas, que son vitales para su organismo, y entrará en un molesto desbalance que lo llevará a vivir como una especie de vampiro –con sueño y agotamiento diurno– y será un llamado a diversas afecciones. Solo piense por un segundo qué podría pasar si por un período prolongado su hígado no puede cumplir su labor de desintoxicación en las horas señaladas.

Le doy una recomendación que le servirá: trate de abandonar la sábanas cuando sale la luz del día, y si medita y se ejercita, aún mejor; espere un par de horas –si su rutina se lo permite– para desayunar, aún en medio de la peor jornada de trabajo, traté de sacar tiempo para tener un almuerzo sano –¡con muchos vegetales!, grasas saludables y la proteína necesaria–, no encienda las luces de casa hasta que haya caído la noche, así el cerebro podrá entender que se está acabando la jornada –sé que es difícil que esto suceda en su oficina–, no cene muy tarde y no se vaya a dormir inmediatamente después de comer, no se lleve el portátil o el celular a la cama; si es posible, saque el televisor de la habitación –digo "si es posible", porque para algunas parejas esto es causal de divorcio–, ponga la cabeza en la almohada y haga el hermoso ejercicio de dormir; hay otro ejercicio aún más hermoso que podría hacer con su pareja antes de eso, usted decide.

De esa manera podrá desconectar de mejor forma el gran *switch* que tiene en el cerebro, el sistema reticular activador ascendente (SRAA). Dormir, descansar, tiene mucha relación con la regulación del ciclo circadiano y con la próxima invitada.

La melatonina y el estrés oxidativo

Esta hormona se produce en la glándula pineal (o epífisis) del cerebro, pero también se genera en grandes cantidades en unas células especializadas del intestino llamadas enterocromafines. Su función principal es la de ayudarnos a mantener el orden del ciclo circadiano y nuestro cuerpo la fabrica principalmente en el horario nocturno. Si me permite la comparación, el cortisol sería como el sol, y la melatonina, la luna. Dos de sus grandísimos enemigos son la luz artificial y el *jet lag*.

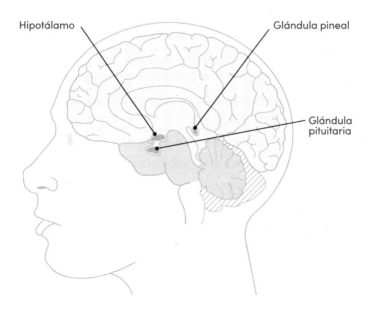

Hipotálamo

Glándula pineal

Glándula pituitaria

El momento de más alta producción de melatonina suele ocurrir entre las 7:00 y las 9:00 de la noche, cuando ha bajado la luz del sol y la retina le envía una señal bastante clara al cerebro: "Masa pensante, es hora de dormir". ¡Dormir! Como lo hicieron durante millones de años nuestros antepasados, pero ahora echamos a perder ese momento de cerrar los ojos porque estamos revisando nuestras bellas pantallas de luz azul, las del ordenador, los móviles, las tabletas. Ellas crean la atmósfera propicia para que nuestra retina vuelva a sentir que es de día y el sueño se habrá esfumado.

La melatonina se produce a partir de la serotonina, un neuro-transmisor que desempeña un papel clave en los estados de ánimo de los seres humanos. Seguro ha escuchado o leído sobre ella, es muy mediática; su deficiencia está relacionada con trastornos como la depresión y la ansiedad. Pues bien, de la serotonina proviene la protagonista de estas líneas.

La melatonina influye en el tiempo de liberación de las hormonas sexuales masculinas y femeninas, determina el momento de la mens-truación y de la ovulación, contribuye a regular la presión arterial, está relacionada con el sistema inmunológico y desempeña un papel crucial en el balance de la insulina, porque controla el mecanismo de transporte de la glucosa; se ha demostrado que la disminución de la melatonina puede favorecer la resistencia a la insulina. Algunos estudios han demostrado incluso, que puede tener una injerencia menor en el cáncer de seno.

Si nuestra melatonina está en niveles bajos, seguro contribuirá con la llegada del estrés oxidativo (o inflamación crónica), un concep-to que expliqué en *El milagro metabólico* y que me parece importante traer de nuevo a escena. ¿Lo tiene presente? Le refresco la memoria. De un lado tenemos a los antioxidantes, como el omega 3 o las vita-minas C, D y E, el resveratrol y el glutatión –y la propia melatonina–, entre otros, que le aportan grandes beneficios al organismo; ellos son unos buenos y útiles muchachos. Del otro lado tenemos a los

Condiciones creadas por estrés oxidativo

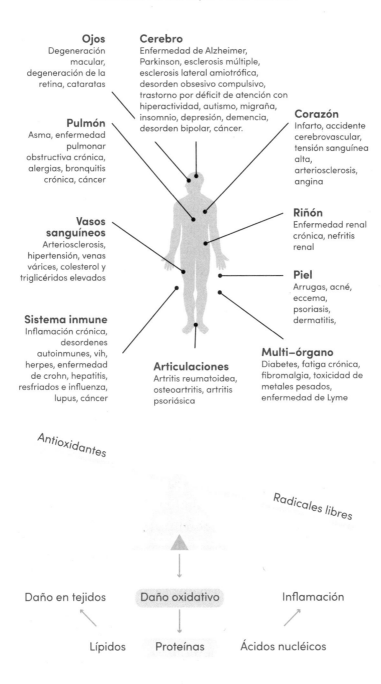

Ojos
Degeneración macular, degeneración de la retina, cataratas

Cerebro
Enfermedad de Alzheimer, Parkinson, esclerosis múltiple, esclerosis lateral amiotrófica, desorden obsesivo compulsivo, trastorno por déficit de atención con hiperactividad, autismo, migraña, insomnio, depresión, demencia, desorden bipolar, cáncer.

Corazón
Infarto, accidente cerebrovascular, tensión sanguínea alta, arteriosclerosis, angina

Pulmón
Asma, enfermedad pulmonar obstructiva crónica, alergias, bronquitis crónica, cáncer

Riñón
Enfermedad renal crónica, nefritis renal

Vasos sanguíneos
Arteriosclerosis, hipertensión, venas várices, colesterol y triglicéridos elevados

Piel
Arrugas, acné, eccema, psoriasis, dermatitis,

Sistema inmune
Inflamación crónica, desordenes autoinmunes, vih, herpes, enfermedad de crohn, hepatitis, resfriados e influenza, lupus, cáncer

Articulaciones
Artritis reumatoidea, osteoartritis, artritis psoriásica

Multi-órgano
Diabetes, fatiga crónica, fibromalgia, toxicidad de metales pesados, enfermedad de Lyme

Antioxidantes

Radicales libres

Daño en tejidos

Daño oxidativo

Inflamación

Lípidos

Proteínas

Ácidos nucléicos

radicales libres, que serían como un grupo al margen de la ley que empieza a crecer en su cuerpo debido a las diversas radiaciones a las que está expuesto –la ultravioleta, la del microondas, la del wifi, la iluminación de la oficina–, a los malos hábitos como el tabaquismo, a las infecciones crónicas o a un buen número de químicos que ingiere o se aplica en la piel, entre otras razones.

Cuando los "buenazos" de los antioxidantes son superados por los "maleantes" de los radicales libres, se produce el estrés oxidativo o inflamación crónica, y se rompe el equilibrio de su cuerpo. Su efecto es el mismo que produce aquella gota de agua que lentamente y durante días cayó en un recipiente. Al principio era tan solo un poco de líquido inofensivo. Pero con el paso del tiempo desbordó el balde y provocó el inicio de una inundación. Por eso muchas veces usted no lo nota, lo va "incubando" durante años, él va creciendo, y de repente estalla en su cuerpo. Una de sus señas más claras es el insomnio. Cuando usted no puede dormir es muy probable que le falten antioxidantes, como la melatonina; y que los radicales libres estén de juerga en su organismo. Y, obvio, su cortisol estará muy enfadado dando paseos nocturnos. Si usted no cumple con las horas de sueño necesarias, como lo quisiera su ciclo circadiano, comenzará la inflamación en su cuerpo.

La melatonina la puede encontrar en algunos alimentos como las cerezas, las nueces, la mostaza, el arroz y el jengibre. Inclúyalos en su dieta, pero recuerde siempre revisar que sus tres comidas diarias estén balanceadas; de nada le servirá comerse tres toneladas de arroz para tratar de dormir mejor. Y de otro lado, las capacidades de esta hormona se verán disminuidas por la exposición a la luz blanca, el exceso de cafeína, el tabaquismo y por el uso de diversos medicamentos psiquiátricos como la fluoxetina (componente del Prozac), un antidepresivo muy conocido; o de medicinas para la presión arterial o por la utilización de antiinflamatorios como el ibuprofeno y la aspirina. La mejor forma de medir los niveles de melatonina en nuestro organismo es a través de una prueba de orina seca al despertarse, el riñón habrá recogido toda la que se produjo durante la noche y la habrá transportado a la vejiga.

¿Le funciona el eje?

El responsable de que nuestro cuerpo responda ante el estrés es el denominado eje hipotálamo-hipófisis-adrenal (o suprarrenal). El primero, se lo dije hace poco, es como el presidente de una multinacional. Ante una situación de estrés percibido –la furia que usted siente porque lo insultó alguien en medio del atasco–, o físico –la picadura de una abeja o una infección–, producirá la hormona reguladora de corticotropina (CRH). Ella le dará la señal a la glándula hipófisis –la gerente de la compañía– para que entre en acción y produzca hormona adrenocorticotropa (ACTH). Antes de llegar a la glándula suprarrenal quiero contarle algo muy importante: de la interacción de estos dos,

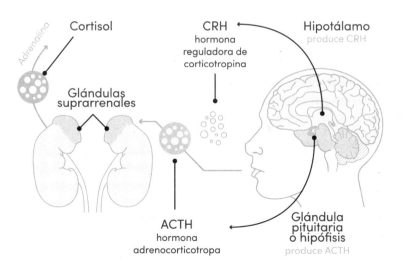

del hipotálamo y de la hipófisis, depende la producción de la gran mayoría de hormonas del cuerpo. Ellos, habitantes ilustres de nuestro cerebro, son un eje en sí mismo. Son un equipo poderosísimo.

Ahora sí, salgamos del encéfalo, y sigamos cuesta abajo. Las señales de la hipófisis serán interpretadas por la tercera integrante de este triunvirato, la glándula suprarrenal, que desde su médula comenzará la producción de adrenalina; y desde su corteza, la de cortisol. La primera es la que enciende las alarmas del cuerpo y el segundo es quien saldrá después a corregir los daños causados durante el estado de alerta (creo que esto ya lo sabe bien).

Este eje responde ante el estrés. Su manera de actuar no cambia, siempre será igual. Pero fíjese que su respuesta sí puede tener variaciones, será más eficiente o deficiente dependiendo de la propia persistencia del estresor. Si usted enfrenta el estado de alerta todo el tiempo (por algo que inventó o por algo real físico), y esto fuerza al trío hipotálamo-hipófisis-adrenal a dar una respuesta crónica por ese estrés mantenido en el tiempo, pues esto a la larga anulará la fase siguiente de nuestro organismo, la de reparación.

El doctor Michael Lam, quien ha estudiado al detalle a la glándula suprarrenal y a la llamada "fatiga adrenal" –de la que hablaremos en este capítulo–, señala que la posible falla del eje puede ser entendida a través de cuatro etapas: en la primera hay un notorio incremento del cortisol en el cuerpo, luego vienen dos momentos de pequeña adaptación y al final no se produce nada de cortisol. Su aporte es muy interesante, la teoría es muy lógica, pero cuando analizo el comportamiento del cortisol en mis pacientes muy rara vez han pasado por esa sucesión de ciclos. Es muy raro que se enfermen siguiendo ese patrón. Pero depende de nosotros, sus médicos, que podamos hallar la falla.

¿Le queda claro cómo funciona el eje que nos ayuda a responder ante el estrés? Espero que sí porque dentro de poco hablaremos de la tiroides y le pediré que recuerde lo que aquí hemos hablado.

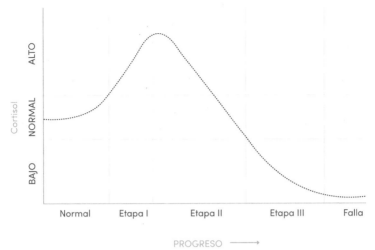

El tiempo de cada etapa es inmensamente variable.

¡Que comience la pelea!

Hay un término que poco se menciona, que es muy bonito y además muy relevante en este cosmos del estrés. Le hablo de la alostasis. Ella hace referencia a todos los procesos que se llevan a cabo en nuestro cuerpo para conservar el balance, aún en los momentos de gran tensión. En medio del caos que surge cuando el miedo, la ira, la tristeza o alguna infección crónica (entre otros factores) aprietan el gatillo y disparan nuestra respuesta de defensa o huida, la alostasis intenta preservar el orden. Nuestro organismo está diseñado para eso. Para mí la alostasis es muy similar al jiu-jitsu, un arte marcial del Japón que además practican muchos famosos como Keanu Reeves (Neo, en *The Matrix*) o Millie Bobby Brown (Eleven, en la serie *Stranger Things*). En medio de un combate uno de los hábiles luchadores puede utilizar toda la fuerza de su oponente para salirse con la suya. Su rival se aproxima con toda su energía y velocidad, lanza su ataque, pero él usa esa fuerza del contendor para tumbarlo, por ejemplo. En el jiu-jitsu el que gana es quien mejor sabe balancear toda esa fortaleza. Lo mismo sucede con la alostasis. Ella balancea las fuerzas. Le da estabilidad a nuestro cuerpo cuando afronta el estrés.

De otro lado tenemos la llamada carga alostática, que sería el precio que nuestro organismo tiene que pagar por esforzarse crónicamente y adaptarse ante las situaciones adversas. Volvamos al jiu-jitsu; ahora estamos combatiendo usted y yo. Usted es el "estresor", yo soy el "cuerpo". Usted me ataca, yo uso su fuerza para tumbarlo. Usted me ataca, de nuevo, yo logro defenderme. Así sucede durante un rato hasta que usted, muy pendenciero, llama a sus amigos de pandilla y todos luchan contra mí. Obvio, yo no soy Neo y no puedo solo contra muchos agentes Smith. Al final perderé la batalla. Ni yo, ni Neo, ni el cuerpo de nadie pueden soportar tantos ataques. El resultado de todo ese desgaste es la carga alostática.

Nuestro organismo responde una y otra vez ante el estrés, pero hay un momento en el que no puede más y eso conduce, por ejemplo, a la inflamación crónica. Eso es pura carga alostática. Llega el desbalance. Es imposible controlarlo. Vuelva al ejemplo que usé cuando hablamos del estrés oxidativo, de la gota que va llenando el recipiente. Gota a gota vamos propiciando nuestro estrés. No olvide estos dos conceptos, son muy interesantes, seguro que le servirán para hacerse el "listo" en alguna cena con sus parientes psiquiatras o médicos. Detrás de todo esto que hemos estado hablando –de todo–, detrás de la fisiología y la bioquímica del estrés, hay una ciencia real.

Factores que afectan la glándula suprarrenal

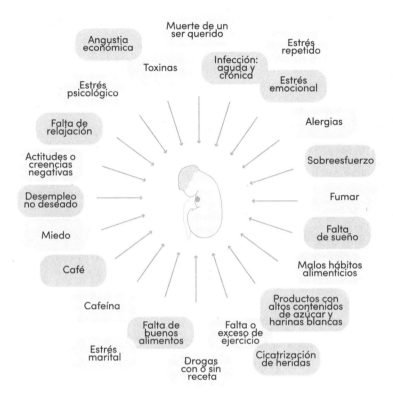

¿El estrés engorda?

Esta pregunta me la hacen todo el tiempo y ya soñaba con llegar a esta parte del libro para responderla. ¡Qué obsesión que tenemos con la gordura! Pero sí, el estrés puede modificar nuestro metabolismo. Le pedí que no olvidara el famoso eje hipotálamo-hipófisis-adrenal, que se encarga de nuestra respuesta ante las situaciones de presión –reales o imaginarias–, pero que dentro de cuyo engranaje también cumple una labor importante la hormona insulina, a quien llamé la "reina" en *El milagro metabólico*.

Ella trabaja cada vez que usted come. Los alimentos que ingirió en su cena pasan por diversos procesos. Cuando llegan al intestino delgado este se encargará de asimilar lo que considera valioso de los platillos que usted devoró y permitirá su paso al torrente sanguíneo. Una vez ahí, el páncreas, el órgano donde se produce la insulina, le dirá a su hija que por favor vaya a trabajar. La insulina tomará las moléculas de glucosa, que es la gran fuente de energía celular, y las llevará a las células de todo el cuerpo. Si somos más exactos, el 80 % de esa glucosa se distribuye en cada célula y el 20 % restante se alberga en el hígado y el músculo en forma de glucógeno. Pero nuestro organismo, muy previsivo, guarda unas reservas de energía y las almacena en forma de grasa en algunos de nuestros órganos o debajo de la piel. Es apenas lógico, si la glucosa llega con los alimentos y nosotros no comemos cada veinte minutos –¡ni se le ocurra!–, lo hacemos tres veces al día, o menos, –así debería ser–, pues es mejor tener "glucoahorros" en el cuerpo, por si algo sucede.

Ese debe ser el comportamiento habitual de la insulina. A ella es mejor no molestarla mucho; cuando está calmada es maravillosa, pero si trabaja demasiado, al igual que su amigo íntimo el cortisol, perderá la paciencia, lo demandará a usted por explotación laboral y causará muchas emergencias en su cuerpo. Eso es lo que pasa en este siglo. Todo el tiempo, cada día, la insulina de miles de millones de habitantes de este planeta se activa de manera frenética debido al modelo alimentario actual. ¿Cuál es el menú? Mucha basura. Hay una orgía permanente de carbohidratos errados, es decir, los que provienen de la panadería, los postres, los dulces, las galletitas de colores, los yogures con bolitas azucaradas, las mieles, la panela; hay una **excesiva ingesta** de almidones como la papa y la yuca, o de cereales como la quinua y el arroz. Y súmele a lo anterior los consejos de ciertos nutricionistas que aseguran que usted debe comer cada tres horas para que evitar que su cuerpo se funda y le dé "la pálida", y para mantener el "metabolismo activo". En medio de estas insanas dietas y costumbres lo único que se logra es enfurecer a la hija del páncreas. ¡Muy mal, queridos humanos! Si la insulina está sobreestimulada, todo lo que usted se coma ella lo convertirá en grasa. Sus tristes hábitos producen esta respuesta patológica. Por esa misma razón afrontamos una pandemia de diabetes tipo dos y de obesidad en el planeta.

Pero si revisamos la historia de la humanidad, la "reina" siempre se ha comportado así para protegernos, para preservarnos. Nuestros antepasados pudieron sobrevivir a las heladas, a los inviernos más crudos y a las temporadas en las que escaseaban los alimentos, porque usaban la energía que tenían guardada en la grasa acumulada en sus cuerpos. Esa era su batería, su principal salvación. La insulina había hecho su labor. Es triste que ahora, ante esta forma malsana de comer, un proceso que era benéfico para el organismo, se convierta en un ataque. Entonces, por favor, suelte esa dónut que está comiendo mientras lee este libro y présteles atención a los párrafos siguientes.

La producción de insulina depende del comportamiento del sistema parasimpático. Su contrario, el simpático, responde ante los estresores con los que batallamos a diario y alentará la producción de adrenalina y cortisol. Pero, mucho cuidado: este último tiene la capacidad de aumentar el azúcar en la sangre que la obtiene no de comer, sino de esas reservas que usted tiene. Si vive en estado de alerta permanente, su sistema simpático estará operando sin cesar y necesitará energía para preparar su defensa. ¿De dónde obtienen la energía las células? "De la glucosa, doctor". Eso es. Y, ¿quién se encarga de llevarla hasta ellas? "La insulina, doctor". Exacto. Lea despacio lo que sigue, es muy interesante y responderá sus interrogantes.

El simpático se activa (se pone en marcha el eje hipotálamo-hipófisis-adrenal), se despierta el cortisol, su cuerpo necesita glucosa de inmediato y la saca del hígado donde estaba almacenada en forma de glucógeno. Esta acción la lleva a cabo una hormona que se llama glucagón y que actúa de manera contraria a la insulina. Pero este proceso terminará por elevar la insulina. El cuerpo saca la glucosa del hígado, y de otros lugares, donde estaba almacenada como grasa en forma de triglicéridos –tres ácidos grasos unidos a una columna de glicerol–; del rompimiento de estos últimos el organismo obtiene la glucosa que requería (sí, de la grasita sale el azúcar) y, claro, para lograr la meta, la insulina tuvo que actuar. Si este proceso es permanente, imagínese lo que está pasando en su organismo.

A manera de síntesis, si por causa del estrés (percibido o físico), el simpático activa al cortisol sin descanso, se necesitarán más reservas de glucosa; obvio, la insulina siempre estará de turno y en altos niveles en su cuerpo y si a esto le suma la mala alimentación, "¡rayos y centellas, Batman!". Solo aquí, en estas pocas líneas, hay dos vías por las que su cuerpo está convirtiendo todo en grasa. Ante las pruebas, le doy la razón a la tía Bertha que siempre me dice: "Carlitos, yo no soy doctora, pero sé que el estrés engorda". Es cierto. En las condiciones que he descrito, es verdad. Este estrés metabólico trae consigo una subida de peso.

Y si el estrés la/lo engorda, y los pobres hábitos alimentarios hacen lo mismo, estos traerán inflamación crónica y ella, solita, puede encender el mecanismo de producción de cortisol y de la insulina. En este caso son tres los causantes de esa sorpresiva obesidad.

Cambios sospechosos

Es muy interesante entender este fenómeno en el ámbito celular. Cuando lo revisamos en detalle nos damos cuenta de que no se trata solamente de una acumulación de grasa, hay también una retención de agua. Cuando tengo la sospecha de que uno de mis pacientes presenta esta alteración, le pido que revise su peso a diario. Una oscilación de 400 o 300 gramos entre un día y otro resulta aceptable

y normal; pero si el cambio en ese breve período de tiempo es de dos
o tres kilos, habrá muchas razones para sospechar.

¿Por qué se dan esas oscilaciones tan considerables? Por la ga-
nancia de agua. Hay un estancamiento en el espacio intercelular (o
extracelular) y este líquido al final no pasa al torrente sanguíneo y
no se filtrará en el riñón. Porque, no sé si usted lo sabía, lo que orina-
mos usted y yo, a pesar del habitual color amarillo, es sangre filtrada.

Otro de los casos habituales que suelo atender es el de mis pacientes que empiezan a ganar peso pero aseguran que no han tenido cambios dramáticos en sus vidas. "No, doc, me alimento mejor,
como tres veces al día, le bajé al dulce, solo que me ascendieron,
ahora soy la gerente para los países andinos. Sí, viajo todo el tiempo, tengo más responsabilidades, vivo bajo presión, el *jet lag* me
agobia, no veo casi a mi familia, ¡pero hago ejercicio en los hoteles!
¡Y gano más dinero! Ah, bueno, tengo algo de insomnio. Pero, no
entiendo por qué me estoy engordando". Vaya, vaya. ¿Y seguro que
no ha pasado nada nuevo? Le voy a pedir a usted, con quien ya he
compartido un buen número de páginas y momentos, que me dé su
diagnóstico. ¿Qué le puede estar pasando a esta exitosa mujer? ¿Por
qué gana peso? "Lo dijo la tía Bertha, doctor, es el estrés". ¡Cómo me
gusta escribir para usted!

Así como repito las frases de Jung, también repetiré esto: **Entre
más entiendo el estrés, más entiendo su relación con todas las
enfermedades crónicas que hoy existen en el planeta.** ¡Todas!
Escúcheme bien. Sí, es clave tener una alimentación balanceada basada en los buenos carbohidratos (los vegetales). Es clave ejercitarse.
Estas dos sanas costumbres las agradecerá su cuerpo, pero revise
muy bien cómo está viviendo. Pare. Frene. Observe. Volviendo al caso
de mi paciente, ¿no será que su cuerpo está perdiendo la capacidad
de adaptación? Con toda la presión que afronta, con la carga de los
viajes, el *jet lag* –que afecta su ciclo circadiano y sus horas de sueño–,
la lejanía de sus seres queridos, la comida de los hoteles, ¿será que de

verdad no ha habido *ningún* cambio para ella? Esta vez su organismo le está haciendo un llamado de atención ganando unos kilos de más. El mecanismo de la gota que cae constantemente al recipiente ha empezado ya. Pero estamos a tiempo de corregirlo.

El estrés y la tiroides

He dicho que la insulina es la "reina", que el cortisol es un "trabajador diurno", y ahora agregaré que la hormona tiroidea es como la "niña malcriada" de la familia. Esta se produce en la tiroides, una glándula con forma de mariposa, ubicada en la base de nuestro cuello, delante de la laringe. A ella la afecta todo, las noticias del telediario, la serie de Netflix, la pelea con el novio, el cambio climático o la broma pesada que le hizo su mejor amiga. Es textual: son muchos los factores que pueden entorpecer su buen funcionamiento. La mayoría de ellos pasan frente a nuestras narices y no sabemos identificarlos.

Yo diría que hay cuatro razones principales que entorpecen las buenas funciones de la tiroides. La primera son las deficiencias nutricionales debido a los malos hábitos alimentarios (mucha azúcar, mucho gluten, muchas harinas, muchos químicos, pocos vegetales). La segunda, por supuesto, es el estrés. La tercera son las infecciones crónicas, y la cuarta, que va unida con las otras tres, es la autoinmunidad junto a la permeabilidad intestinal. Son amigas inseparables. Digamos que este cuarteto resume el 90 % de las causas que afectan a esta glándula.

Una de las funciones principales de la tiroides es controlar nuestro metabolismo. Recuerde que este término no hace referencia a qué tan gorda o flaca es una persona, o cuánta grasa hay en su cuerpo; el metabolismo es la capacidad que cada uno de nosotros tiene para utilizar el oxígeno de nuestro organismo y convertirlo en energía. En dicha actividad intervienen variados protagonistas como la insulina, la leptina, el cortisol y el ácido úrico, entre otros. ¿Le suenan?

A mí me gusta definirlo de esta manera: la función principal de nuestra tiroides es administrar el presupuesto de nuestro cuerpo. Ella sabe cuánta energía gastamos y cuánta ahorramos: los más técnicos lo llamarían el "gasto energético en reposo" –o la tasa metabólica basal–. La tiroides se encarga de racionalizar nuestros recursos y de usar los necesarios para que nuestro corazón no deje de latir, para que podamos pensar, caminar, respirar, para que continúe la producción de hormonas o para que se lleven a cabo nuestros movimientos intestinales, entre otras labores.

Cualquier desbalance en su actividad nos puede conducir al hipotiroidismo o al hipertiroidismo. En el primer caso, que es el más frecuente, nuestra glándula emblemática estará trabajando por debajo de sus capacidades, gastará poca energía y guardará mucha; este exceso nos hará engordar. El segundo caso, el hipertiroidismo, es la dimensión contraria: hay un exceso de gasto; por eso, en general –pero no es una regla infalible–, las personas con este trastorno son muy delgadas.

Le había contado antes que nuestro cuerpo está en permanente cambio: todo el tiempo se renuevan los tejidos, la piel, las arterias –por dentro y por fuera–, los músculos, el intestino, las neuronas, los ojos, la retina; la totalidad de nuestro organismo se transforma, se vuelve a crear constantemente. Esa renovación depende de la señal que le envía la hormona tiroidea a los receptores de todas las células que nos componen.

Usualmente las personas con hipotiroidismo suelen decirme: "Tengo mucho frío, doctor", lo escucho a diario; pero a veces me dan otra pista a la que todos deberíamos prestarle mucha atención: me cuentan que sienten la piel seca y que su pelo y sus uñas están débiles, se quiebran fácilmente y no crecen. Esa es una señal para revisar a fondo. Eso nos indica que ni la piel, ni las uñas, ni el pelo se están renovando. Si no hay esa regeneración externa, ¿qué estará pasando en el interior del cuerpo? ¿Cómo estarán los tejidos intestinales, cardíacos, las arterias? Seguramente atravesarán por la misma situación: no hay renovación, el organismo está quieto, algo sucede con la función de la hormona tiroidea que está a cargo de todo este trabajo. Esta "quietud" puede provocar, por ejemplo, engrosamiento, calcificaciones y deformaciones en la córnea, las arterias, las articulaciones, los cartílagos. Y si a este panorama poco alentador le sumamos una mala alimentación que inflama el organismo, el resultado será de pavor. Se lo explico como si fuera una suma: Inflamación + Tejido Viejo = S.O.S.

La importancia de las "T"

La tiroides también tiene su eje, que comienza con los actores principales del cerebro, el hipotálamo y la hipófisis, y termina con ella. En esta última se producen las hormonas tiroideas que son similares entre sí: la triyodotironina, o T3, y la tetrayodotironina, o T4. Ambas han ganado bastante relevancia en los últimos años, por fortuna. Si usted es buen observador y revisa los exámenes generales que suele mandarle su médico, verá que casi siempre, cuando intentan saber cómo está su funcionamiento tiroideo, a usted le miden la TSH (la hormona estimulante de la tiroides). "¿Y eso está mal, doctor?". No está mal. Pero si en realidad queremos revisar a fondo en qué estado se encuentra esta niña malcriada, deberíamos incluir otras referencias.

La TSH es como la voz, el idioma con el que la hipófisis –la gerente de la compañía– se comunica con la tiroides. Si esta última está trabajando poco, la hipófisis tendrá que alzar la voz y gritarle: "¡Amiga, espabila, que el cuerpo te necesita!". Si sucede lo opuesto, la tiroides se ha tomado una bebida energizante y no hay quien la

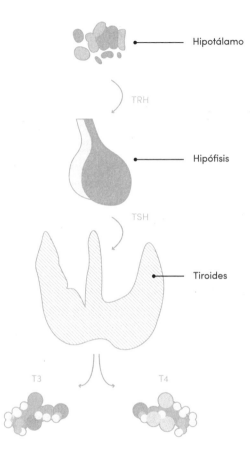

pare, la hipófisis estará muy relajada y le hablará poco. De tal manera que lo que nos indican los valores de la TSH es eso: cómo está la comunicación entre una y otra, y a partir de esas mediciones el especialista puede sacar conclusiones. Pero se podría realizar una indagación más precisa, porque aquí no se ha revisado, como tal, la función de la tiroides; se ha mirado la de la hipófisis (¿grita o no grita? ¿Está tranquila con su trabajador?).

La tiroides produce T4 y la convierte en T3. La primera es inactiva, la segunda activa. Entonces, para darnos cuenta de cómo trabaja esta chica, lo indicado es medir estas "Tes" en su fracción libre: T3 libre; T4 libre. Parece como un conteo de reos que acaban de salir de prisión, pero nada de eso, estas mediciones son muy valiosas. Si en el examen le revisaron a usted la fracción unida a proteínas, es decir la T4 total, pues en realidad no sirve de nada. Siempre, como cantaba Nino Bravo, "libre".

Nuestro cuerpo debe hacer esa conversión de T4 a T3 en el hígado de manera adecuada. Uno los factores que más afecta este proceso de conversión es... sí, eso que usted está pensando, dígalo en voz alta: "El estrés, doctor". Correcto. El percibido o emocional, que prende las alarmas y eleva el cortisol; o el físico, debido a algún trauma, a la inflamación y/o a las infecciones crónicas. Todos estos estresores crónicos provocarán que usted no produzca suficiente T4, que es la primera forma de hormona tiroidea. Si desde el inicio el proceso va mal, y si sabemos que esta debe transformarse en T3, qué se puede esperar de esta conversión. ¡Nada! El estrés está inhibiendo ese proceso y lo llevará al hipotiroidismo, y ante este los especialistas suelen decir, de inmediato: "Te voy a recetar levotiroxina para que esta chica mala trabaje como debería".

Aguarde un momento, la solución sí *puede* incluir este medicamento, pero no todos lo necesitan. Eso es bueno saberlo. Cuando uno de mis pacientes llega con alguna de esas pruebas que indica una disfunción de la tiroides, lo primero que le pido es algo de paciencia. Antes de darle la píldora mágica, y después de haber descartado anticuerpos y toda la ruta de la autoinmunidad, le cuento que me gustaría "observarlo", le receto nutrientes en cápsulas, y le pido que cada 15 días, durante un período de dos meses, realicemos las mediciones de TSH, T3 libre y T4 libre. "¡Doctor, qué cosa más demorada! Mejor la pastilla, así no se pierde tanto tiempo". ¿Qué es perder tiempo? "Pues eso de estar haciéndose pruebas cada 15 días". Es importante, se lo aseguro. Quizás pierda algunas horas de su interesantísima jornada laboral, pero valdrá la pena. "¿Y qué podrá descubrir con esas pruebas?". Si durante esas semanas vemos que su TSH tiene fuertes oscilaciones, eso indica que el desbalance que estamos estudiando no tiene una obligatoria relación con la tiroides; es probable que haya surgido por otras causas: deficiencia de ciertos nutrientes como el magnesio, el selenio o el zinc; cambios de la flora intestinal, permeabilidad intestinal, el estrés, o las infecciones crónicas, por nombrar algunas.

Pero este tiempo de observación no solo incluye exámenes. Le pediré que haga una especie de diario sobre cómo ha sido su rutina durante esos días. "¡Ay, no! ¿Además toca escribir? Doctor, yo estoy buscando un médico, no un profesor de literatura". No sea flojo. Cuando comparemos los exámenes con su diario podremos tener hallazgos muy bellos. A veces vemos oscilaciones sospechosas en las pruebas y encontramos que sucedieron justo en esos días de juntas directivas, de maltrato laboral, de viajes de negocios, de entrega de proyectos o de cambios emocionales. Y *voilá*, empezamos a ver cómo el estrés está influyendo en ese comportamiento. Al final del libro le brindaré soluciones para estos casos.

La tiroides es fascinante. Yo, en serio, quisiera escribir un libro entero sobre ella, pero la editorial aún no está muy convencida. Parece que no es tan vendedora, pero lo será. Son muchos los factores que pueden provocarle desórdenes, e incluso atacarla al mismo tiempo. Cuando la niña malcriada llora, es mejor explorarla con suma atención. Y, por supuesto, revisar el equilibrio del eje hipotálamo-hipófisis-hormona tiroidea. No todo se cura con levotiroxina.

Me parece muy relevante hacer este seguimiento y pedir las pruebas adecuadas para que usted y yo podamos descubrir cuál es el verdadero origen de su afección. "Suena bien, doctor, pero, ¿por qué los otros médicos no me piden tantos exámenes?". Hay una frase recurrente para estos casos: porque ustedes los pacientes solo se enferman de eso que nosotros, los doctores, sabemos. Es triste, pero sucede.

La gran barrera

La estrella de este apartado –hay muchas actrices estelares en este libro– se llama barrera hematoencefálica, pero antes de llegar a ella me gustaría que repasáramos algunos de los conceptos aprendidos a lo largo de este texto. En la primera parte hablamos de cómo nuestra manera de interpretar el mundo se convierte en la principal causante del estrés percibido. Murió Copito, y usted comienza la espiral oscura: "¡Vaya desgracia! ¡El mundo es horrible! ¿Por qué no se muere la gente mala pero sí fallece mi pobre mascota?". El hecho real es ese, Copito ya no está. Y esa es su reacción. Muy diferente a la de Pérez. Él perdió a su fiel terrier Loki hace pocas semanas. Sintió una gran pena, por supuesto, pero lo interpretó de manera diferente: "Loki estaba enfermo, tenía muchos años y apenas podía caminar. Fue un gran compañero, pero era hora de que descansara. ¡Gracias por tanto cariño! ¡Siempre te recordaremos!". Al cabo de algunos días, Pérez siguió su vida con normalidad, y ahora tiene un chihuahua que se llama Tolomeo. Usted, por su parte, sigue inmerso en la tristeza. Cada día su hipotálamo reacciona ante esa emoción, le manda señales a la hipófisis, así llega un neuropéptido, producto de ese sentimiento, a los receptores de la célula, y como este mecanismo ha estado en marcha durante un largo período, tal estado producirá una adicción a ese neuropéptido; una adicción emocional. Quizás sea un camino abierto hacia una depresión.

Repito, revíselo bien, todo comenzó por una interpretación ante un suceso. En los casos de ansiedad, por ejemplo, el hecho no existe, suele ser una proyección futura de la mente: "Mejor no saco a Copito a la calle porque lo va a atropellar un bus y lo mata". Pero este hecho, para su inconsciente, que es inocente y se cree todo, es como si fuera cierto. Y así mismo se prende todo el sistema del que hemos hablado. Creo que usted ya entiende muy bien la idea.

Toda esa respuesta es del sistema nervioso simpático, que junto al parasimpático hacen parte del sistema nervioso autónomo, al que yo llamo el "jefe". Ante una posible amenaza (existente o ficticia), se enciende el eje hipotálamo-hipófisis-adrenal, y las glándulas suprarrenales producirán adrenalina y cortisol. Este mecanismo también se encenderá cuando en nuestro cuerpo tenemos un estrés físico producido por ese listado que he nombrado varias veces: infecciones crónicas, toxicidad, la mala alimentación, la exposición a la radiación y a luz blanca, el *jet lag*, etcétera. Ante esas situaciones nuestro organismo estará en desequilibrio y el equipo simpático saldrá al rescate. Habrá entonces un exceso de este y una deficiencia del parasimpático, que es nuestra principal ayuda para recuperarnos y tratar de recobrar el balance.

"Muy bien, doctor, pero eso ya ese me lo sé". ¿Seguro? "Bueno, más o menos, pero explíqueme entonces lo de la barrera esa". Vamos a ello, pero créame que era necesario el repaso anterior. La barrera hematoencefálica es una capa semipermeable, una malla de protección conformada por tejidos y vasos sanguíneos, que se encarga de seleccionar qué tipo de sustancias pueden entrar a nuestro cerebro o salir de él. La barrera le dará entrada al oxígeno y al agua, por ejemplo, pero impedirá que entren bacterias en su territorio. Ella funciona de manera similar a la barrera placentaria, que decide qué elementos deberían llegarle o no al bebé de una mujer embarazada.

Pero la barrera hematoencefálica puede perder sus cualidades ante la persistencia del estrés y del estímulo crónico del cortisol. De dicha forma deja de ser un filtro eficiente y permite la entrada de intrusos que no deberían traspasar la frontera, y además autoriza la salida de sustancias que por ninguna razón deberían dejar aquella zona. En ese proceso podemos tener una pérdida de los famosísimos neurotransmisores, que son las moléculas que facilitan la transmisión de información entre las neuronas, las células por excelencia del sistema nervioso. Por cierto, los neuropéptidos, de los que tanto hemos hablado, son neurotransmisores.

Las *happy* nenas

¿Por qué se han vuelto tan populares estos chicos? Porque ellos desempeñan un papel determinante en los casos de depresión y ansiedad, dos trastornos que no paran de crecer en todo el planeta; dos inmensas señas del estrés que nos ha invadido. Por eso ya es común encontrar referencias sobre ellos en los artículos periodísticos o hasta en los *posts* de Instagram, Twitter o Facebook. Algunos de estos neurotransmisores definirán la bioquímica de su cerebro. Unos están ahí para excitar a su sistema nervioso, otros cumplirán la labor contraria, deprimirlo. Lo ideal es que haya un equilibrio entre todos ellos; de eso dependerá su estado de ánimo. Hoy es habitual que en las oficinas o los lugares de trabajo hablen del tema: "Estoy algo *down*, deben ser mis neurotransmisores".

Se mencionan sin parar. Y hay dos que son muy famosos, perdón, famosas, porque son femeninas, yo las llamó las *happy* nenas. De un lado tenemos a la serotonina, a la que asociamos con la felicidad y el bienestar, además de ser vital en la producción de melatonina. Una de las señas particulares de la depresión, de acuerdo con lo que afirman variados estudios, son los bajos niveles de serotonina. En su mismo grupo se encuentra la dopamina, otro neurotransmisor muy alegre, que se suele asociar con el placer.

La farmacología psiquiátrica le ha dado una gran visibilidad a la primera desde que comenzó la época dorada de los ISRS (inhibidores selectivos de la recaptación de serotonina), que son los antidepresivos y ansiolíticos más recetados en el mundo, como el escitalopram, la fluoxetina o la sertralina –entre otros–; quizás usted, o un familiar, o algún amigo, los conozca bien. Estos se encargarán de impedir la reabsorción de este neurotransmisor en el cerebro para garantizar que haya más serotonina disponible. Buena parte de la psicofarmacología está empeñada en mantener elevados los niveles de este neurotransmisor a través de sus píldoras felices, pero desde mi punto de vista, esta no es la solución para el problema; de hecho, puede agravarlo porque es probable que los pacientes generen una dependencia a esas pastillas.

Sin embargo, conozco muchos casos de amigos y pacientes que han dejado los medicamentos y han continuado con sus vidas sin mayores sobresaltos; pero abandonarlos es un proceso lento. ¿Por qué? Porque durante el tiempo del tratamiento las células dejan de producir serotonina, tienen ahí a la mano ayuda de manera artificial, sin hacer nada, entonces habrá que explicarle al colectivo celular que debe volver a producirla y convencerlo, sin que haya una huelga de por medio, para que lo haga. ¡Se puede!

Unamos toda esta nueva información: su cuerpo, debido al estrés crónico (percibido, físico, o los dos), ha creado un desequilibrio entre el sistema nervioso simpático –que siempre está en estado de alerta– y el parasimpático, que ya no puede ofrecerle ni el sueño ni la reparación que usted necesita. Su barrera hematoencefálica, averiada por el estrés y el cortisol, deja que a su cerebro entren sustancias inapropiadas y que los neurotransmisores huyan o se desordenen. Usted está al borde del abismo, pero se mira al espejo y mientras se toma un *espresso* doble con una gran dónut de cobertura azucarada color rosa –¡muy mala elección! La cafeína y el azúcar le sentarán peor en estas condiciones–, grita: "¡No entiendo por qué estoy tan estresado (deprimido/ansioso)! ¿Será la muerte de Copito? ¿Será que necesito una pastilla?". Solo revise, por favor, todas las evidencias que le he dado desde que comenzamos este capítulo. Si su organismo enfrenta todos estos estresores al mismo tiempo, no le pida que funcione bien ante los momentos difíciles de la vida. Y ojo, aquí todavía no hemos hablado del papel que desempeña el intestino en este complejo universo del estrés.

Un géiser en el muslo

Antes de hablarle del intestino, que es el segundo cerebro de nuestro cuerpo, quiero ser enfático en el mensaje que le estoy dando (a gritos) en este capítulo: por favor, obsérvese muy bien y no permita la llegada del estrés crónico. Como lo he dicho decenas de veces en este texto: "¡Pare!". Le voy a dar otro ejemplo de una persona que conozco muy bien, que estuvo hospitalizada durante 40 días debido a una meningitis, que empezó a perder el pelo y la memoria reciente; la misma persona que tuvo un episodio de pánico en el parqueadero de su casa al llegar de la oficina. Un médico que no lograba entender los mensajes que le daba la vida. El mismo que escribe estas líneas.

Pensé que la historia con el virus causante de mi enfermedad había terminado, pero siete meses después de la hospitalización volvió a manifestarse en mi cuerpo. Yo sentía que formaba parte de la saga de *El exorcista*, el demonio aquel no me dejaba en paz. Un día, al revisar mi cuerpo, noté la aparición de diversos moretones en las piernas. ¿Por qué los tenía si no me había dado ningún golpe? Parecía un leopardo. Pocos días después tuve un sangrado interior en el muslo derecho. Y la pierna tiene un problema, los músculos están fuertemente unidos entre sí por una membrana fibrosa que se llama fascia, que no permite su dilatación. Ante la hemorragia interna los músculos del muslo comienzan a tener una compresión centrípeta, hacia adentro de la extremidad. No tenía opción, debía regresar al hospital y ser sometido a una cirugía para sacar esa sangre y liberar la presión de la zona. Así lo hizo el equipo médico, pero después de la intervención, el doctor me contó que, al abrir el muslo, salió con potencia un inmenso chorro de agua como si proviniera de un géiser. Luego hicieron los análisis pertinentes de ese torrente de líquido que guardaba dentro de mí, y no encontraron infección alguna. Todo estaba normal.

Yo había empezado un cambio importante en mi manera de vivir y de observarme. Sabía que este era otro mensaje claro. Debía hacer más para poder recuperarme totalmente. Seguí trabajando y estudiando, y me alejé de algunas personas tóxicas que me impedían crecer y entender el mensaje.

Un año después comencé a sentir vértigo y fatiga, comprendí que había llegado otra remanifestación del virus. Yo suelo estar lleno de energía, me levanto muy temprano y durante el día tengo mis "pilas" cargadas, medito, me ejercito, leo, escribo, investigo, atiendo a mis pacientes, grabo mis videos para YouTube, le doy de comer a mi hijo Luciano, soy un esposo orgulloso, preparo mis charlas para los diversos eventos en los que participo; duermo poco, en realidad. "Doctor, va a afectar su ciclo circadiano, ¡vaya ejemplo!", me dirá usted. Gracias por su preocupación; duermo poco, pero bien. Sin embargo, en aquella época sentía la necesidad de acostarme después del almuerzo, incluso hubo días en los que no comí por estar durmiendo. Una tarde, en Medellín, me quedé dormido sobre el prado durante más de dos horas y me levanté para seguir durmiendo en la cama. Esa temporada fue otro bofetón y el aviso final. Que hable Jung: "La enfermedad es el esfuerzo de la naturaleza (o tu cuerpo) por sanarte". Con ese llamado de atención ya entendí lo que faltaba. Esa fue la despedida de mi virus. El final de mi saga de *El exorcista*. Aquel año me recuperé en un 80 %. Y después sentí que mi cuerpo, mi mente y mi energía empezaron a trabajar al 300 %.

Primero mi cuerpo, muy disgustado, me mandó a parar con esa meningitis que afectó mi mente, mi movilidad y mi percepción. Después de esa cuarentena abrí los ojos como Neo en *The Matrix*, y con valentía comencé a rastrear las pistas del desastre. Hice grandes cambios en mi vida, fui más estricto con mi dieta y me examiné físicamente desde la uña más pequeña del pie hasta la parte más recóndita de mi cerebro. Comencé, además, un viaje interior que no terminará. Luego tuve el segundo aviso, con mi muslo-géiser. Tenía que continuar con la limpieza y aparté a muchas personas, abandoné una relación patológica y dejé de lado una tonelada de creencias inservibles. Llegó, por último, la tercera campanada, la debilidad y el sueño, y noté que otra vez mis defensas estaban bajas. Era momento de seguir complementando todo eso que estaba llevando a cabo, hice otros cambios en mi alimentación –aprendí más; cuánto lo agradezco–, y encontré una hermosa forma de curación con el amor de Adriana, mi esposa, la *Mona*, la madre de nuestro hijo Luciano –mi gran maestro–. Nada de esto habría sucedido sin la meningitis. Nada de esto se lo podría contar si yo no hubiera puesto de mi parte para desaprender muchas de las cosas que había convertido en dogmas.

Hoy mis conteos celulares son normales, mi sistema inmunológico podría competir el Ironman, y entiendo cada día más las manifestaciones de mi consciente y mi inconsciente. Yo pude. Usted puede. "Pero doctor, usted es médico y tenía más herramientas para enfrentar esa situación". En aquella época la Medicina que había aprendido sirvió de poco. Fue una base para comenzar otro aprendizaje que está recogido en este libro y que le ayudará a usted para no flaquear ante los estresores y no caer en las redes del estrés crónico. ¡No necesita ser médico, ni psiquiatra, ni sabio, para conseguirlo! ¿Qué necesita? "Parar, doctor. Parar". Sí. Y observar. Y aprender sobre el funcionamiento de nuestro intestino. Ese es, justamente, nuestro próximo tema.

Explorando el túnel del placer

El intestino, para la mayoría de los seres humanos, es como un largo túnel por donde entra el placer (la comida) y luego sale el resultado desagradable del placer (las heces). Pero esa visión tan reduccionista me ha animado para comenzar una campaña de reeducación sobre este órgano tan importante. Debemos replantearnos lo poco que aprendimos sobre él.

El sistema digestivo depende del sistema nervioso autónomo –el *boss*– y concretamente del parasimpático, el que brinda los estados de reparación y relajación. Él no podrá trabajar a gusto si usted tiene activado de manera permanente su mecanismo de *fight or flight* (defensa o huida) debido al estrés percibido o físico. Cuando hay un estado habitual de alerta su cuerpo estará incentivando en exceso el trabajo del simpático e impidiendo que su primo entré en acción. Esto afectará todo lo que sucede en el túnel del placer.

El intestino no trabaja por wifi o por *bluetooth*: cuenta con un eficiente y complejo cableado que comienza en la lengua, se extiende a través del cuerpo y termina en el ano. Esta compleja red de conexiones nerviosas y neurohormonales facilita que todos los impulsos lleguen a los sitios indicados, y hace posibles todas esas sensaciones que experimentamos en cuestión de segundos cuando probamos una comida exquisita. La bioquímica y la fisiología nutricional pueden se explicadas a partir de todo ese andamiaje. El túnel está interconectado en su totalidad y la señal inicial proviene del cerebro.

¿Cómo funciona dicha red? Uno de sus principales motores es el peristaltismo, que consiste en todos esos movimientos que permiten que el alimento baje por el esófago, llegue al estómago y se produzca el vaciamiento estomacal, continúe la ruta por el intestino –que asimilará lo más valioso de la comida ingerida– y luego arribe al colon. Ahí continuarán los movimientos peristálticos para expulsar por vía rectal los desechos de aquello que comimos. Este último proceso siempre me ha parecido similar a la acción de apretar el empaque de la crema dental hasta lograr que salga. Dicho mecanismo, de principio a fin, depende del parasimpático, y si usted lo tiene desactivado, pues no funcionará.

En toda la producción de jugos gástricos, de enzimas pancreáticas, de bilis y de la bioquímica interna de las mucosas, tiene un papel importante el nervio vago, que nace en el tallo cerebral y, contrario a su nombre, es un gran trabajador. Su función es vital dentro del cableado de nuestro "túnel". Es uno de los nervios con mayor longitud en el organismo, recorre una extensa área de nuestra anatomía y hace parte de la red neuronal del sistema parasimpático. Pero, otra vez, si este no puede operar de buena manera porque el simpático no deja de laborar, en ese momento el vago sí va a ser un tremendo vago. ¡El horror! ¿Captó el mensaje? Si presentamos una deficiencia de parasimpático no tendremos movimientos intestinales y no produciremos esos líquidos, jugos, enzimas y proteínas requeridas para que se lleve a cabo la magia de la bioquímica nutricional.

Todo lo que le estoy describiendo tiene una fuerte relación con las enfermedades gastrointestinales y con la gastritis, de la que se queja medio planeta, tal vez usted la padece –y que no se cura con omeprazol–. La medicina tradicional nos ha hecho creer que esta última se produce por un exceso de ácido estomacal; una lamentable malinterpretación. Su estómago, por naturaleza, es ácido y no alcalino, como quieren hacerle creer las farmacéuticas. ¿O es que los jugos gástricos son como esas suspensiones blanquecinas que le venden en la tienda de la esquina para calmar las "agruras"? No, son ácidos. Una de las principales estrategias de la medicina funcional para rehabilitar este órgano es devolverle su acidez natural. Y es muy eficaz. Pero la producción de ácido, y de moco protector de la mucosa, depende del sistema parasimpático, y si el pobre no puede entrar en escena porque su organismo tiene ocupado al simpático luchando contra el tiranosaurio rex, el ácido que producirá será de tan mala calidad que entonces sí irritará la mucosa estomacal y aparecerá la gastritis. Con el ácido es a todo o nada. Uno bueno protegerá a su estómago, uno mediocre le causará molestias.

La primera descripción que hicieron sobre las úlceras estomacales apuntaba a que se producían por el estrés. Estas son las que vemos en los pacientes en cuidados intensivos, que no están comiendo, hacen un sangrado gastrointestinal y la endoscopia demuestra que, en efecto, se ha presentado una ulceración. Algunos especialistas creían que este cuadro se presentaba porque el enfermo estaba muy estresado y había producido demasiado ácido. Pero no. Es todo lo contrario. Es cierto que el paciente presenta un estrés físico brutal por el estado en que se encuentra, y justamente por eso su organismo no está en capacidad de generar un buen ácido para ese órgano que tanto lo necesita. La producción de la mucosa estomacal, que es como el barniz que protege a la madera, dependerá de la calidad de aquel ácido. Si es deficiente, irritará, romperá, raspará la mucosa y entonces se habrá creado la úlcera.

"Pero doctor, ¿por qué todos los tratamientos nos conducen hacia la alcalinidad?". Porque los especialistas que los recomiendan no han comprendido que no basta con aliviar los síntomas, lo que importa es arreglar el problema de raíz. Tome nota de estas tres realidades:

1. Cuando el estómago es lo suficientemente ácido funciona bien, no presenta irritaciones de la mucosa y no duele.

2. Cuando el estómago está medianamente ácido no funciona bien y además duele y se irrita.

3. Cuando el estómago está en estado alcalino no funciona bien, pero, ¡ah, qué maravilla!, no duele.

Que no le duela, que no sienta acidez gracias a la santísima acción de sus medicamentos terminados en "prazol", o la ranitidina o cualquier antiácido en bebida o tableta no significa que su estómago esté en buen estado. De hecho, esta solución alcalina puede provocar enfermedades peores. Sin su ácido de batalla, este importante órgano no le permitirá la asimilación de las vitaminas D y B12, de minerales como el calcio, el selenio y el zinc, promoverá el crecimiento de la bacteria *Helicobacter pylori* y contribuirá a la alteración de la flora gastrointestinal. Todas estas fallas están relacionadas con afecciones como el alzhéimer, la osteoporosis, la artrosis, la obesidad, e incluso los infartos... Pero tranquila, tranquilo, siga con su pancita alcalina.

La "vesi" y el colon

Justo en este instante es necesario que aparezca otra protagonista de nuestra película coral. Démosle la bienvenida a la vesícula. En esta bolsa membranosa se almacena la bilis que se origina en el hígado. El líquido biliar servirá para descomponer las moléculas de grasa y proteína que han entrado en nuestro organismo con el alimento que consumimos. De esta manera podremos hacer la digestión. La producción de bilis depende del ácido de nuestro estómago; si este no tiene las propiedades de las que hablamos antes, pues también estará causando una mala función de la vesícula. Y tal entorno causará un estropicio en las enzimas digestivas que produce su páncreas, que ayudan a digerir, principalmente, a los carbohidratos –provenientes de esos pastelillos que se comió al desayuno con su jugo de naranja doble– y al rompimiento de las moléculas de grasa, para que todo pueda ser asimilado por el intestino.

Entonces, este proceso tan importante, va mal. Ese trabajo encadenado entre el estómago, la vesícula y el páncreas cumple la labor que hacía su abuelita cuando usted estaba pequeño y con berrinche, ella, pacientemente, le cortaba el pollo en pedacitos para que el nené pudiera alimentarse más fácil. Eso hacen los tres anteriores, "romper" las moléculas de los diversos macronutrientes para que le lleguen en pequeños trozos al señor colon, que se encargará de expulsar lo que el organismo no quiere. ¿De qué sistema depende todo esto? "Del parasimpático, doctor, obvio". ¿Y si usted está estresado qué pasa? "Que tengo el simpático a mil y al otro sin trabajar". ¿Es decir? "Emergencia, doctor". Sí, como en *Grey's Anatomy*.

Por todas esas razones el problema termina manifestándose en el intestino grueso, también llamado colon. Si a él no le llega todo en pedacitos, si recibe restos sin procesar, sin digerir, se va a enojar, se va a irritar, textualmente. En esas condiciones usted va a producir gases, sentirá molestias, dolores y cólico. Irá donde el especialista y si este no revisa bien su caso le dirá aquella frase que se convirtió en lugar común: "Tienes el colon irritable. Estás estresada. ¡Deja de estresarte!". Que siga el otro paciente.

No culpemos al colon. El desorden fue causado desde arriba, desde el cerebro. Tenga presente que cada equipo de trabajo que opera en el túnel está encadenado con el siguiente por un cableado. Esos cables del sistema nervioso autónomo permiten la creación de la enorme red neuroendocrina que tiene conexión e injerencia en las labores del intestino –en sus movimientos y en su bioquímica interna–. El cerebro y nuestro segundo cerebro tienen una íntima comunicación. Así se lo expongo a mis pacientes, así les muestro cómo lo que pasa en el túnel del placer tiene conexión con la torre de control.

Con esta visión general he tratado de explicarle que el estrés crónico puede ser causal, compañero o perpetuador, de diversas afecciones gastrointestinales, de la gastritis, de los cálculos en la vesícula –si esta no se vacía de manera adecuada podría guardar sedimentos y estos causarían el problema–, de aquellos síntomas que solemos llamar indigestión, colon irritable, gases, y de las alteraciones en nuestra flora intestinal. Todo lo anterior puede ser el resultado del estrés percibido o físico, que vulnera el sistema de adaptación de nuestro cuerpo. Pero el deterioro que este ha empezado a causar en el túnel puede empeorar si, además, se acompaña de malos hábitos alimentarios –exceso de carbohidratos, azúcar, gluten, químicos–. El estrés y la pésima comida son una dupla temible.

Ahora, de ninguna manera estoy afirmando que las afecciones gastrointestinales se deben únicamente al estrés; he tenido pacientes que las presentan, simplemente, por comer muy mal. Lo que sí reitero es que, si al estrés le sumamos los peores alimentos, nuestro colon –entre otros miembros del túnel– nos mostrarán su irritación.

El lado flaco

Hay ciertos casos particulares. Algunos pacientes llegan a mi consultorio caminando de prisa, y antes de que pueda preguntarles en qué les puedo ayudar, me dicen: "¡Doctor, por favor recéteme alguna vitamina para subir unos cuantos kilos!". Yo les explico que no hay una "vitamina" para eso y que lo primero que vamos a hacer es revisar su caso. Esta es tan solo una de las peticiones que me hacen las personas que por variadas circunstancias no pueden ganar peso. Y esto sucede, muchas veces, debido al estrés crónico desbordado. Es el caso opuesto de quienes acusan sobrepeso, pero es la misma angustia.

Comencemos por el principio. Lo primero que usted tendría que revisar si quiere ganar peso es su historia y su fisonomía. Mire los álbumes familiares. Si sus padres son delgados y a usted sus compañeros de colegio, de universidad y hasta su esposa lo conocen como "el flaco", pues no pretenda ser un Vin Diesel o un Rambo. Usted es flaco (o flaca): sáquele partido a esa característica anatómica. De otro lado, si ha perdido kilos de una manera notoria y además le está costando recuperar su peso habitual, entonces, qué bueno que vino a mi consultorio, miremos qué sucede.

La manera más indicada de ganar peso sin "llenar" sus pantalones de grasa, y sin causarle una enfermedad metabólica a su organismo, es en el gimnasio levantando pesas. De esta manera sí que va a estimular su crecimiento muscular. Le hablo de una rutina de verdad, que esté orientada con juicio a la hipertrofia, al fallo muscular debido al peso que enfrenta. Esto suena cruel y violento, como los entrenamientos de Silvester Stallone en *Rocky IV* (1985), pero no se trata de seguir ese entrenamiento brutal, todo tiene su explicación. Ni usted ni yo creamos músculos en el gimnasio. Allí lo que hacemos es estimular nuestra masa muscular, pero el músculo lo formaremos en la cama, mientras dormimos, durante las fases de descanso y reparación, de las que se encarga el sistema nervioso parasimpático.

En el *gym* estimulamos nuestras fibras musculares, las forzamos, las rompemos (las estresamos) y, durante la noche, en el lapso de reparación, dichas fibras comenzarán a convertirse en los músculos de Rocky. Es muy parecido al proceso de reparación de una calle de su ciudad. Al caer la noche llegan los trabajadores, la maquinaria pesada, rompen el asfalto, hacen un desorden de los mil demonios, pero a la mañana siguiente usted se asoma por la ventana y la calle está reparada.

Si usted está en buenas condiciones, al cabo de un tiempo vendrá a mi consultorio en camiseta y querrá que hagamos un pulso para demostrarme su increíble fuerza –le advierto que soy bueno en los pulsos–. Eso querría decir que hallamos la solución pronto. Pero si usted regresa con ojeras y agotado, y se queja: "¡Que se muera Rocky Balboa!", quizás hallemos un desequilibrio de su cortisol, que estará relacionado con una falla de su sistema de adaptación al estrés, que impedirá que su mecanismo de reparación esté desempeñándose como debiera y, claro, esto nos indicará también que la tiroides no está trabajando junto a todos los demás para que se regenere su tejido.

Debido a las causas mencionadas es casi imposible que su duro trabajo en el gimnasio tenga resultados. Así no podrá formar masa muscular. Por el contrario, podría tener una pérdida acelerada de músculos y tejidos, y se sentirá agotado, y si a eso le sumamos el cansancio que le produce el esfuerzo, pues tendremos un círculo vicioso que seguro lo hará decirme: "Siento que me estoy apagando doctor, mi energía se esfuma, hasta estoy perdiendo el interés por las cosas que me apasionaban. ¡Entreno y quedo peor!".

Lo entiendo muy bien. Su organismo no se puede recuperar ante el menor sobresalto. Para formar sus bíceps de Stallone debe estresar a sus músculos y estos, en condiciones normales, responderán. La respuesta proviene de una señal, una orden, que manda su cerebro y que es cumplida por el sistema nervioso autónomo, que le dice al músculo la frase estelar de la saga de *Star Wars*: "Que la fuerza te acompañe". Pero si su organismo ya no responde, no es capaz de adaptarse, no se recupera, no regenera tejido y si acusa una falta de nutrientes, no habrá un llamado para estimular al músculo, habrá un grito para que falle el músculo y entre en fatiga, y no se regenere. Todo esto sucedió, seguramente, por un evento estresor que ha perdurado en el tiempo –la gota que cae y cae y desborda el recipiente–. Lo he notado, por ejemplo, en pacientes que estuvieron durante un largo periodo en cuidado intensivo, debido a alguna enfermedad grave o una infección.

Hay que estudiar cada caso a fondo. Si usted es simplemente el "flaco" de todos, porque siempre ha sido así, y quiere ganar peso, ya sabe qué tiene que hacer, vaya al gimnasio y ponga en el listado de canciones de su móvil *Eye of The Tiger*, el tema de Survivor que sirvió de banda sonora en *Rocky III* (1982). Si, por el contrario, nota toda la sintomatología que le describí en los párrafos anteriores, por favor revise con su especialista lo que está pasando en su cuerpo, y en su mente, y deje de pagarle una suma millonaria al musculitos que lo entrena, quien en realidad solo le carga el termo, le alcanza las pesas de color rosa (las de los principiantes) y le sugiere que "meta proteínas todo el día". Si continúa así, usted terminará extenuado, tirado en la cama de alguna clínica, y el musculitos habrá reunido el dinero para vivir en Mónaco.

La célula rebelde

Los experimentos de Bruce Lipton, de los que hablamos en el capítulo pasado, demostraron que las células de nuestro organismo buscarán el contacto con aquello que consideren amigable y las pueda ayudar a crecer, como lo hicieron con los nutrientes que el investigador puso en sus placas de Petri; y tratarán de alejarse de los entornos dañinos: por eso no se arrimaron a las toxinas que el doctor ubicó cerca de ellas en su prueba científica. Nuestro organismo funciona exactamente igual. Ante un ambiente hostil y tóxico, como el estado permanente de defensa o huida activado por el estrés crónico, detendrá su crecimiento celular.

Si cada día y a cada hora estamos huyendo del tiranosaurio rex, y el sistema simpático está derivando la circulación hacia nuestras extremidades para que podamos escapar a toda velocidad, y suprime la irrigación hacia los órganos, pues algo tendrá que fallar a largo plazo. Si cada día y a cada hora estamos tan concentrados en el escape, la labor de todos los mecanismos de regeneración, nutrición y recuperación, entre otros, estará estancada. El hígado gritará: "¡Hey! Necesito tiempo para desintoxicar este cuerpo asustado" (revise los horarios del ciclo circadiano), pero desde el eje hipotálamo-hipófisis-adrenal le responderán: **"Más tarde, ahora estamos corriendo para salvarnos". ¿Salvarse de qué? ¡Ya no hay tiranosaurios! "¡Háganse a un lado! ¡Ahí voy yo!". Ese fue el cortisol. Su aparición continua será un desastre. Este estado patológico provocará que nuestras células paren de crecer. De un lado el cuerpo se lanza a la fuga, del otro, está quieto. Congelado.**

Y eso irá en contra del proceso natural del organismo que, por ejemplo, cada tres días regenera todo el tejido interno del intestino. Le conté que en el cuerpo tenemos alrededor de 38 trillones de células, todas ellas tienen una muerte programada –a eso se le llama apoptosis–. La vida de las intestinales es de tres días; las plaquetas para la coagulación duran 11 días, los glóbulos blancos viven en promedio 120 días, las neuronas son más longevas: duran años. Las que "mueren" le dan paso a las nuevas, que igual morirán para perpetuar el ciclo. Ese es el ritmo vital. Cada día morimos un poco y volvemos a nacer, aunque no nos demos cuenta.

El cáncer suele aparecer porque una de esas células –por diversas condiciones, usualmente por una alteración en su ADN– se resiste a la muerte programada, decide seguir viviendo y además empieza a duplicarse; la progresión de una célula tumoral siempre será exponencial. En condiciones normales nuestro sistema inmunológico podría identificar a esta "rebelde" y explicarle cortésmente que debe morir para evitar semejante lío. De esto se encarga nuestro pelotón de defensa todo el tiempo. Pero si la rebelde no puede ser detenida y comienza su crecimiento exponencial, este comportamiento desbordará la capacidad del sistema inmune y no podrá contener aquella célula que se convertirá en un tumor.

El estrés crónico provocado por el incesante estado de *fight or flight* guarda mucha relación con el cáncer y con la progresión de este, porque se encarga de afectar el sistema nervioso autónomo (el "jefe"), quien se encarga de mandarle las señales adecuadas al sistema inmunológico. Si el primero está desbordado y no para de producir cortisol, el segundo no tiene opciones de operar en buenas condiciones. El cortisol, por cierto, suprime las funciones del sistema inmune, lo va apagando. El mejor ejemplo de eso lo vemos con los pacientes a quienes les administran corticoides de manera continua.

Ya he enumerado muchas veces todos los factores y detonantes del estrés que no remite, persiste y se mantiene durante el tiempo (las radiaciones, la luz blanca, la comida basura, el *jet-lag*, los químicos, las infecciones crónicas, las emociones mal manejadas...). Pero en este apartado quiero hacer un especial énfasis en los malos hábitos alimentarios, que, además, como lo han señalado diversos especialistas, pueden tener incidencia en el desarrollo de un cáncer. Si cada bocado que elegimos es un trozo de información (buena o mala) para nuestro cuerpo y nuestras células, por supuesto que el menú que elijamos influirá en el avance o el repliegue de una enfermedad.

Ha habido un cambio. Al menos así lo siento yo. Lo noto con mis pacientes y con las personas que hablo. Muchísimas familias han empezado a comer mejor. Han sacado de sus casas los paquetes de papitas fritas y pastelillos sospechosos, han dejado de lado el azúcar, los colorantes, el gluten, los aceites vegetales –que son malas fuentes de omega 6– y todos esos terribles amigos de los que hablamos en mi primer libro. Si no lo leyó, cero estrés, en este texto le dedicaré un breve apartado al tema.

Muchas de esas familias entendieron, por ejemplo, que el huevo es una fuente preciada de proteína –y de colina–, y lo incorporaron de forma regular a su dieta, sabiendo que este nuevo hábito no les taparía las arterias. Y buscaron huevos orgánicos, producidos por gallinas que se alimentan de prados y vegetales –comida orgánica–, sin importar si corrían libres por las planicies. Si van por ahí, muy liberadas y sin ataduras, pero las alimentan mal, los huevos de estas atléticas aves no serán orgánicos. Parece una tontería, es muy evidente, pero a veces no nos enteramos: solo una gallina que come alimento orgánico podrá tener huevos orgánicos. Consume orgánico. Produce orgánico. Incluso hay algunas que ponen huevos ricos en omega 3. Obvio, les dan, además, algas marinas. Estos bípedos tienen una dieta saludable, mejor que la de muchos humanos millonarios que conozco.

¿Por qué le hablo de las gallinas? Aguarde unas cuantas líneas y lo averiguará. Si una de ellas produce huevos de extraña apariencia y sabor, lo primero que revisarán sus criadores es qué ha estado comiendo. Sí, lo que esta ave come afecta su resultado final. Es tan simple como eso. Y nos lo muestra una gallina. Pero nosotros, los hombres sabios, cuando empezamos a presentar diversos problemas de salud, lo último que revisamos es nuestra manera de alimentarnos.

Si una pareja tiene problemas de infertilidad, por citar un caso, el especialista culpará al gen sospechoso que tenía la tatarabuela. Pero, si los espermatozoides de él, o los óvulos de ella, o ambos, no pasan el control de calidad de la naturaleza, ¿se trata solo de un problema genético? En estos casos casi nunca se les pregunta a los pacientes: "¿Y cuál es su rutina alimentaria?". Ah, resulta que ellos son del equipo del jugo de naranja artificial de botella, y del pan de molde y el jamón –que no es jamón– y el queso *light* –que no es queso y tiene azúcar–. Pero no. La comida, dicen algunos expertos, no tiene nada que ver con las enfermedades. Si comen así, mis queridos aspirantes a padres, no podrán tener el "huevo", y jamás será orgánico.

Frankenstein celular

¡Cada bocado es información para nuestro cuerpo! Esa información llegará a nuestras células, con esa comida tendrán que producir energía y poner en marcha todos nuestros mecanismos; con dicho alimento fabricarán las proteínas de sus propias estructuras, y este proceso marcará la pauta para las células que las reemplacen. Si el menú que elegimos es una porquería, nuestra regeneración celular será eso mismo.

Si a esa mala elección alimentaria le sumamos el "*pack* estresor" –el que usted ya se sabe de memoria porque se lo repito en cada apartado–, si desde nuestro hipotálamo, debido a una emoción crónica, generamos neuropéptidos tóxicos que van rumbo a los receptores celulares, pues tendremos células Frankenstein, con un código genético alterado. Algunas de ellas no querrán obedecer su muerte programada y comenzarán la rebelión. En este instante debería actuar el pelotón de las defensas del cuerpo, pero quizás sus tropas no puedan combatir. No lo harán porque, debido a todo lo anterior, hay una producción de cortisol que "apaga" el sistema inmunológico. La rebelión seguirá su curso, las células rebeldes se multiplicarán de manera exponencial, y este será el inicio de un cáncer. Uno al que usted le dio vida, con el paso de los años, debido a los malos hábitos alimentarios y a todos aquellos factores que propiciaron ese estrés permanente.

"Doctor, no sea pesimista, el cáncer lo podemos derrotar con quimioterapia". Y con cirugía y radioterapia, y utilizando esas otras ayudas que mencioné cuando hablamos de Joe Dispenza y de los pacientes que se curaron de manera casi milagrosa. En eso tiene usted razón. Ante el cáncer debemos agotar todas nuestras posibilidades. Pero, recapitulando, todo empezó porque su cuerpo perdió la capacidad de adaptación; y al ser sometido a quimioterapia, radioterapia o cirugía, tendrá que hacerles frente a otros despiadados estresores. El estrés tiene una fuerte relación con el origen y la progresión del cáncer, y con la aparición de la metástasis. Por favor, téngalo en cuenta. Ayude a su cuerpo, cada día, comiendo mejor –entre otros buenos hábitos–.

La autoinmunidad

En las aulas, a los médicos nos enseñaron que esta se produce cuando el sistema inmunológico, encargado de protegernos, pierde la razón, como Jack Nicholson en *El resplandor* (1980), y comienza a atacar a nuestro propio organismo. *"¡Here's Johnny!"*. Cuando les preguntábamos a nuestros maestros cómo podríamos ayudar a los pacientes que presentaran esta patología, la réplica solía ser: "Es una enfermedad idiopática (de causa desconocida)", seguida de un movimiento de sus hombros de abajo hacia arriba. Yo siempre creí que podíamos dar una mejor respuesta. Y por eso incluí este segmento en el libro.

Hay tres características que suelen estar presentes en la mayoría de las enfermedades autoinmunes. La primera: una predisposición genética, algo que usted heredó de sus familiares; pero recuerde que, como nos lo ha explicado la epigenética, que ese gen se encienda o se quede eternamente desactivado dependerá de usted, de sus hábitos y de su manera de vivir. También podría suceder que usted sea la primera persona de su familia que desarrolle la enfermedad.

La segunda es la permeabilidad del intestino. Este gran filtro corporal, que funciona como un tamiz o colador, decide qué nutrientes y sustancias deben entrar a su organismo, y cuáles deberían quedarse fuera y seguir su rumbo para ser expulsadas. Cuando esta "malla" intestinal está debilitada y porosa –lo que más la daña es la mala alimentación, el gluten es uno de sus grandes enemigos–, se colarán en su interior hongos, bacterias, virus y parásitos, que podrían ser el primer paso de una infección crónica.

La tercera característica es que estas afecciones se empiezan a manifestar con la ayuda de fuertes detonantes, entre ellos, el desequilibrio del famoso eje de respuesta al estrés (hipotálamo-hipófisis-adrenal), las infecciones crónicas –ojo con ellas– y la exposición repetida a diversos tóxicos, como los metales pesados, los residuos plásticos, o la combinación de todos los anteriores.

Pero, ¿cómo es posible que su propio sistema inmunológico lo ataque? Trataré de explicárselo tomando como ejemplo la enfermedad autoinmune de la tiroides. Su sistema inmune comienza en los llamados órganos linfoides primarios, que son el timo y la médula ósea –a ella se la presenté en la introducción del libro, cuando hablamos del tuétano–. En esta última se fabrican la sangre, los glóbulos rojos y blancos, y las plaquetas. Se llama médula "ósea" porque está dentro de todos sus huesos (en el fémur, en la tibia, en el radio; nombre uno, y ahí está ella).

Los soldados del sistema inmunológico son unas aguerridas proteínas llamadas anticuerpos. Estos combatirán a los antígenos, que serían los virus, las bacterias o cualquier toxina que ponga en riesgo a sus células y a su cuerpo. La teoría convencional nos indica que, en el caso de una enfermedad autoinmune, todas esas defensas creadas desde la médula se habrían sublevado y cambiado de bando. En el caso de nuestro ejemplo, los escuadrones del sistema inmunológico, ahora amotinados, querrían dispararle a su tiroides. "¿Y por qué doctor?". Según mis maestros, ni idea, esta es una enfermedad idiopática.

Pero si dejamos de hacernos los idiopáticos, podría decirle que esa situación probablemente surgió por las tres características que cité. Usted tenía una predisposición genética –y en este caso se activó ese gen–; además presentaba una permeabilidad en su intestino que se convirtió en un portón abierto a las bacterias, los parásitos y los virus. Este mal comportamiento intestinal tenía a su sistema inmune desbordado porque debía luchar contra demasiados enemigos inesperados. Tal situación ha generado un fuerte estrés y causado un desequilibrio en el eje del que tanto hablamos, y si a todo lo anterior le añadimos sus malos hábitos alimentarios y sus infernales jornadas laborales iluminadas por esas bellas pantallas y bombillos blancos, se habrá creado el terremoto. En medio de este desorden no sería raro que en su organismo se hubieran colado herpesvirus como el Epstein Barr o el citomegalovirus y se hayan alojado en su tiroides.

Si el enemigo se halla en esta glándula, los soldados de su sistema inmune querrán derrotarlo y activarán su artillería pesada para conseguirlo. Pero ellos no cuentan con esos drones especializados que usó el gobierno de Trump para dar de baja al general iraní Qasem Soleimani, de manera quirúrgica, en Bagdad; ellos atacarán todas las zonas de la tiroides, no un lugar específico; sus misiles impactarán en su vasto territorio. Si lo vemos desde esta perspectiva, los camaradas del sistema inmunológico no se sublevaron, no cambiaron de bando, simplemente van a luchar contra el enemigo de la forma que consideran correcta. Solo que su misión causará estragos en su propio cuerpo.

De esa manera sí encontramos una respuesta más clara sobre qué sucede en una enfermedad autoinmune. Si usted presenta todas esas manifestaciones de las que hemos hablado, su sistema inmunológico estará respondiendo todo el tiempo ante los invasores –que usted mismo invitó a su organismo por descuido–. Y este trabajo forzado no es nada conveniente. Es un desgaste, porque esa no es la única función que cumplen las células de su sistema inmunológico. Supongamos que usted va caminando descalzo por su casa y por accidente golpea el vaso que alguien dejó en el piso y se corta el pie. Aquí se activará un sistema de inflamación que también es alentado por el pelotón del equipo inmune. Esos mismos soldados acudirán para corregir cualquier tipo de infección; son los mismos atendiendo dos emergencias. ¿Se da cuenta? Si se tratara de un incendio, este escuadrón lucha contra el que está prendiendo el fuego, tiene que frenar el avance de la deflagración y lidiar con los daños que esta causa. Demasiadas funciones para un mismo destacamento.

Las enfermedades autoinmunes guardan una cercana relación con las infecciones crónicas –que han aparecido durante todo este texto–, que solo se generan y permanecen cuando nuestro sistema de adaptación al estrés está casi dormido; ante la repetida respuesta del cortisol, nuestro cuerpo no puede actuar de la manera requerida. Los médicos no solemos prestarles mucha atención a estas infecciones, no las entendemos o las desechamos, pero ellas ocultan mucha información valiosa. Estoy seguro de que cada vez tendremos más estudios que lo validen y confirmen su nexo con las afecciones que estamos tratando en estos párrafos.

Por último, debemos buscar nuevas soluciones ante estas patologías; me resisto a creer que la gran respuesta ante ellas sea la utilización inclemente de corticoides. ¿Por qué se emplean en los casos de enfermedades autoinmunes? Porque ellos van "apagando" el sistema inmunológico, y como se supone que todo ese equipo de defensa está atacando diversos órganos del paciente, entonces le pondrán una dosis más alta, y así, se apaga todo; apague y vámonos.

Más allá del mundo "idiopático", son muchos los factores que pueden causar estas enfermedades, pero, a grandes rasgos, como lo hemos visto aquí, habría que tener suma precaución con la predisposición genética, la permeabilidad intestinal y los diferentes y posibles detonantes. Uno de ellos, y muy grande, es el estrés.

La fatiga adrenal

Cuando escuchan este término muchos colegas sueltan una carcajada y les dicen a sus pacientes que esta no existe. Que es un invento. Si usted entra al portal de una institución tan prestigiosa como la Clínica Mayo, encontrará que uno de sus especialistas afirma que la fatiga adrenal (o suprarrenal) "no es un diagnóstico médico aceptado". Yo creo que el término está mal utilizado. Pero más allá del nombre de la afección o su significado, aquella persona que llega a nuestra consulta pidiendo orientación para sobrellevar el terrible cansancio y el agobio que siente, más que nuestras risas, necesita nuestra ayuda.

En principio, su doctor puede tener razón y se lo va a comprobar. Si la tal fatiga adrenal fuera cierta, su glándula suprarrenal no produciría cortisol. Para salir de dudas le mandará un examen para medirlo en sangre. Seguramente esta prueba saldrá bien. Y usted se sentirá como un mentiroso y estará aún más confundido. Aquí, de todas maneras, hubo un gran error: el cortisol debe medirse en saliva o en orina seca (el conocido *Dutch Test*), nunca en sangre. Ese chequeo estuvo equivocado desde el principio. Sin embargo, si el examen se lo mandó un médico funcional, bajo los parámetros anteriores, también es muy probable que el comportamiento de esa hormona corticoide sea más o menos normal. "¿Y entonces, doctor? ¿Me lo inventé todo? ¿Ahora sí me enloquecí?". No. Sus síntomas son reales. Sé de lo que me habla.

Los pacientes que dicen tener fatiga adrenal se quejan de insomnio, se levantan entre la una y las tres de la mañana –con energía suficiente para ir a patinar–, o por el contrario, tienen ganas de dormir todo el día, se sienten débiles, confundidos, tienen olvidos permanentes, su deseo sexual es casi inexistente, han perdido el interés en casi todo, sienten dolor en los músculos, están irritables o en estados depresivos, tienen episodios de ansiedad y, si hacen ejercicio, luego sienten que les pasó una aplanadora por encima. Ante todos esos síntomas es probable que un especialista mande al paciente a visitar al psiquiatra, y que este lo remita al reumatólogo, y que él lo mande al ortopedista, quien le sugerirá que vaya al neurólogo, y después de haber visitado magos, futurólogos y adivinos, el paciente volverá a su psiquiatra, que le dará una pastilla para ser feliz, pero su felicidad estaría mejor lejos de esa pildorita –lo hemos hablado–.

El término fatiga adrenal es equivocado. Ya tenemos una dolencia que reúne todos esos síntomas y es la enfermedad de Addison, que puede surgir por una reacción autoinmune, por un cáncer o una infección, entre otras causales. Bajo estas condiciones las glándulas suprarrenales no podrán producir las hormonas que deberían, una de ellas el preciado cortisol. Pero es una afección poco común, suele presentarse en 4 de cada 100 000 habitantes. Es casi improbable que usted tenga Addison.

"Vale, doctor, pero dígame qué puede estar pasando, que hasta me duele respirar". Con todo lo que me ha contado sobre sus síntomas, sus hábitos y su manera de vivir, a lo largo de este libro, yo me atrevería a decirle que su sistema nervioso autónomo debe estar muy triste porque tiene un desbalance entre el simpático y el parasimpático, porque hay un desequilibrio en su eje hipotálamo-hipófisis-adrenal (o suprarrenal), usted vive en estado de alerta debido al estrés percibido o al físico –en su caso pueden ser los dos, porque usted no se mide, no se controla, y sigue comiendo muy mal y trabajando los domingos– y seguro estará haciendo picos de cortisol en las horas que no debería.

Le tomo la lección, ya sabe que eso hacemos desde *El milagro metabólico*. A ver, ¿cuál es el horario del cortisol? "Él prefiere el día doctor, debería trabajar como si fuera un empleado de banco". Muy bien. ¿Y usted cree que está ayudándolo con la vida que lleva? "Doctor, pero siempre he vivido de esta manera". ¿Recuerda lo de la gota que derrama el recipiente? "Pare, doctor, ya sé para dónde va esta conversación, y voy a terminar sin jugo de naranja y sin *croissant* de chocolate". ¿Todavía no los ha dejado? Si usted sigue insistiendo en esa forma de vivir, si no para, si no cambia, si no escucha lo que le está diciendo su cuerpo, no habrá cura y seguirá en mecanismo de *fight or flight*, sin estados de reparación, con espasmos y calambres, porque nada le puede funcionar en esas circunstancias. No lo estoy criticando. Sé que atraviesa momentos difíciles, creo que además se está divorciando, "y se murió Copito, doctor, no lo olvide". Lo comprendo. Pero, pare; por favor, pare. De esa manera podremos recuperar la adaptación de su cuerpo al estrés y, créame, saldrá fortalecido, recuperará el sueño, la calma, tendrá más ganas de vivir. Se lo digo porque así lo he trabajado con decenas de mis pacientes, y juntos hemos logrado los cambios.

Exceso adrenal

Como suele suceder en la Medicina, después de que alguien crea un nuevo término o concepto, vendrá la réplica de otro colega que usará, justamente, la idea contraria, en este caso el "exceso adrenal". Por eso hay quienes afirman: "Es que tengo la suprarrenal a mil", que además es un chiste recurrente en las reuniones entre colegas. Si aquella glándula está trabajando de esa manera, seguro estará produciendo demasiado cortisol; lo curioso es que las mediciones demostrarán que no es así. "Doctor, no entendí". No se preocupe, es demasiado confuso. Nadie se pone de acuerdo. Por eso intento explicarlo. El diagnóstico del exceso adrenal tampoco es preciso clínicamente, la que sí es real es la molestia de aquel paciente que no sabe qué tiene, pero se siente miserable. Existe solo una condición clínica en la que sí hay exceso de función adrenal y es en el denominado síndrome de Cushing, pero, al igual que la enfermedad de Adisson, no son casos que abordaremos este libro.

A mí no me importa si usted la llama fatiga adrenal o exceso adrenal –para mí es un desequilibrio del eje–. O podríamos usar la definición que más me gusta: "la falta de adaptación de la respuesta al estrés". Eso es exactamente lo que sucede. Los pacientes pierden la capacidad de adaptarse ante el estrés leve, moderado o severo. Hasta un corte de pelo se convierte en un procedimiento peligroso. Prefiero olvidar las etiquetas y recordar las palabras del *baronet* y doctor canadiense William Osler (1849-1919), quien afirmaba que es más importante saber qué clase de paciente tiene la enfermedad, a saber qué clase de enfermedad tiene un paciente. Borremos el término. Comencemos entonces la recuperación. Le voy a dar muchos consejos para conseguirla en el siguiente capítulo.

Analicemos juntos los siguientes gráficos. En el primero le muestro el esquema de una persona con niveles de cortisol muy bajos durante el día. Pero esto no quiere decir que se encuentre en "fatiga". Cuando usted habla con el paciente, este puede contarle que se desveló. Si usted no tomó las muestras en la noche no se habrá dado cuenta que su cortisol ahora vive de turno nocturno. Este es un comportamiento muy frecuente en quienes trabajan en las noches, como nosotros, los "saludables" médicos.

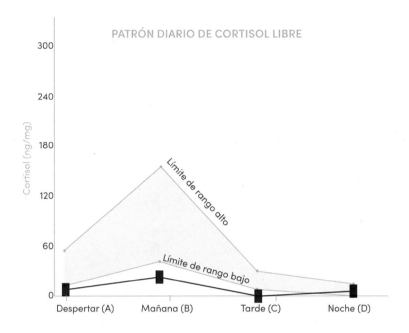

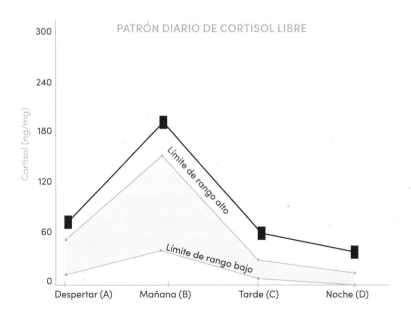

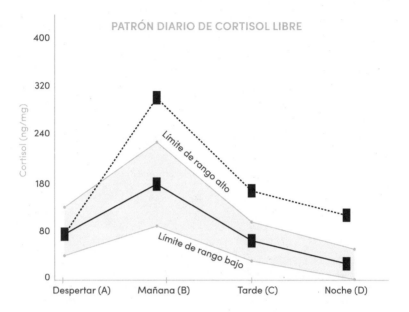

El segundo gráfico nos muestra el comportamiento del cortisol en un paciente que lo tiene elevado durante todo el día. Son casos excepcionales, pero existen.

El último gráfico se parece mucho más a lo que veo a diario en mi consultorio – y he pedido centenares de exámenes de cortisol a lo largo de estos años–. Ponga atención, así lucen los resultados usualmente. Parecen el patrón de un electrocardiograma o de un sismo. Le repito, para mí la definición del problema es una "falta de adaptación de la respuesta al estrés", el cortisol está alto cuando debería estar bajo, luego sube, después puede bajar otra vez... Al final solo apreciamos un patrón desordenado que su médico debería siempre correlacionar con sus síntomas, pues estos son los que en realidad hablan por usted.

Así es como se ven los patrones usuales. Téngalo en cuenta, o al menos piense en sus síntomas. Si usted no duerme de noche y

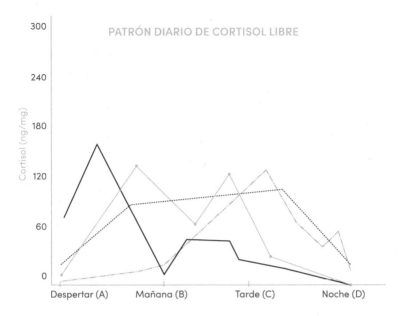

vive disparado como un cohete, si siente que el sueño no lo repara y que en el día le cuesta; si regresa a la vida al mediodía y después del almuerzo Morfeo lo posee, y al final de la tarde siente un segundo viento que lo levanta; si sus días transcurren de esa manera, su curva será como esa que veo frecuentemente en mi consulta.

La fibromialgia y la fatiga crónica

Esta sí figura en los manuales médicos, pero es una prima hermana de la anterior. La fibromialgia es un trastorno cuya seña particular son los dolores constantes en los músculos o en los huesos; esta dolencia trae consigo fatiga, pérdida del sueño y de la memoria, y pueden llevar a quien la padece a estados depresivos o ansiosos.

Suele presentarse en mujeres mayores de 40 años, pero hoy estamos viendo esta patología en jóvenes que aún no cumplen la treintena, y eso me parece preocupante. Se relaciona mucho con la falla adrenal que le mencione hace poco.

Otra razón para estar alerta es la forma en la que se trata la fibromialgia. A los pacientes suelen recetarles medicamentos que trabajan sobre un neurotransmisor depresor del sistema nervioso llamado gaba; estas medicinas son muy adictivas, y pueden producir amnesia y somnolencia. A veces la supuesta solución se complementa con un antidepresivo. ¿Resultado? Hemos creado un zombi y estamos perdiendo a un ser humano que podría recuperarse de otra forma.

Si tuviera que enumerar las causas de esta enfermedad podría hacer un "corta y pega" de las que describí para la fatiga adrenal. A grandes rasgos es lo mismo, nuestro organismo ha perdido la capacidad de adaptación, está desbordado y llega a este punto crítico y nos grita: "¡Me duele!". Nuestro cuerpo, cansado de darnos avisos, se fundió. No contesta al teléfono. No lo oye. No quiere. No puede.

Sé que este libro lo leerá mucha gente joven, muchas chicas y chicos que comienzan sus carreras universitarias o empiezan apenas en sus trabajos. No quiero darles un sermón de papá –esos se los daré a Luciano cuando crezca–, pero si usted es uno de ellos, si nació por cesárea y entonces llegó al mundo con la flora intestinal alterada, si le dieron leche de fórmula llena de azúcar porque su madre tuvo problemas de lactancia, si no corrigió la alimentación durante su infancia y adolescencia, si comenzó a fumar a los 15 años (o a vapear hace poco), si cada semana se va de rumba, de marcha, y bebe mucho alcohol –y quizás bebidas energizantes–, y consume algunas drogas, se trasnocha y al día siguiente corrige todo tomándose un acetaminofén, si se aplica un montón de cremas o químicos baratos para el rostro, el cuerpo o el pelo, porque los recomiendan los *influencers*, si lo primero que hace al salir de la cama es revisar su telefonito inteligente y no lo suelta durante todo el día, si ya no habla ni con sus amigos y solo se comunica por WhatsApp, si no ha dado un buen abrazo en las últimas tres semanas, si solo pide comida a domicilio y está expuesto todo el día a radiaciones como la de su red de wifi, si ha perdido el sueño, si tiene bruxismo, si su vida real no corresponde a las fotos felices que sube a Instagram, si ha vivido todo eso y ha leído este libro, ya sabe que debería hacer, ¿no? Parar. Observarse.

Seguramente su cuerpo ya le está dando señales de alarma. Sí, *full* sermón que acabo de darle, ojalá lo escuche. Se lo digo porque yo tenía algunas de esas rutinas hasta que terminé tirado cuarenta días en la cama de un hospital. Se lo advierto porque personas jóvenes como usted han llegado a mi consulta con señales de fibromialgia. Si continúa viviendo así, con el paso de los años su cuerpo se fundirá. Ese estado de agotamiento no lo van a curar los analgésicos o los antidepresivos.

La migraña

En teoría resulta muy simple solucionar estos intensos dolores de cabeza que a veces llegan acompañados de náuseas, sensación de palpitaciones en el cerebro y una molestia constante ante la luz o diversos ruidos. Todo parecería resolverse con un par de pastillas –analgésicos, antiinflamatorios, incluso antidepresivos o medicamentos para la epilepsia– y reposo. Pero en ese caso solo se están atendiendo los síntomas, sin buscar el verdadero origen de la dolencia.

Aquí no le voy a hablar del "aura", que es esa señal que avisa que la cefalea está en camino, o que permanece con ella y puede producir molestias visuales –la gente ve ráfagas, destellos de luz, por ejemplo–. Quisiera contarle sobre mi propia experiencia atendiendo los casos de migraña de centenares de pacientes que han acudido a mi consultorio. Ellos me han enseñado más que todos los manuales de Medicina y me han traído momentos conmovedores.

Recuerdo el día en que empezamos a hallar las razones de las horribles jaquecas que había padecido un paciente durante más de 25 años. Al final pudimos solucionarlo. Encontramos el origen de su dolencia. Para conseguirlo tuve que desaprender los protocolos de los manuales de Medicina e investigar a fondo cada nuevo caso que recibía; cada ser humano es diferente.

Lo que voy a contarle, que por supuesto está ligado con el estrés, nace de mi observación clínica, no es un "hallazgo" infalible, no es la verdad absoluta, pero vale la pena que lo revisemos. He encontrado tres factores que facilitan la llegada de las migrañas: 1) La hipoglucemia, 2) la cefalea tensional por el estrés mal manejado y 3) la toxicidad hepática secundaria por dicho estrés.

La primera sucede porque hay demasiada insulina trabajando en su cuerpo; recuerde que esta entrará en acción con cada pequeño trozo de comida que lleve a su boca. Si sus hábitos alimentarios no son buenos, si usted está acostumbrado a comer seis veces al día y no tres –que sería la manera correcta–, la insulina estará actuando todo el tiempo para sacar el exceso de glucosa de su torrente sanguíneo, y seguramente el nivel del azúcar en su sangre será bajo, por eso se llama hipoglucemia (o hipoglicemia). Si aún no le queda muy claro, se lo explico mejor en este video:

bit.ly/HipoglucemiaDrJaramillo.

En muchísimas ocasiones, el exceso de esta hormona producida por el páncreas, generará una fuerte migraña.

El segundo factor del que le hablo es el llamado dolor de cabeza (o cefalea) tensional, que se manifiesta por una tensión mantenida en el tiempo en los músculos del cuello, de la cara y de todos los que participan en una labor tan importante como la masticación. Esta tensión suele ser producida por una emoción que usted ha creado y ha convertido en crónica. Ya debe estar harto de que hablemos de la muerte de Copito; pues bien, cambiemos la situación, supongamos que ha estado muy enojado, irascible y frustrado porque lo echaron "injustamente" –lo pongo entre comillas porque es una interpretación– del trabajo. Ese estado de ánimo se verá reflejado en las expresiones de su cara, usted fruncirá el ceño, apretará la mordida, llegará el bruxismo –que lo acompañará en las noches–, tensionará los labios y por dentro, desde su hipotálamo, a partir de esa furia, estará creando los neuropéptidos que llegarán a los receptores de sus células (todo eso ocurre por la ruta del "eje"), y su organismo liberará adrenalina y cortisol. Con ese proceso en marcha, los músculos de su rostro y su cuello estarán tensionados, apretados, rígidos, como los de una estatua de museo. ¡Eso genera mucho dolor!

Si usted ha entrado en el ciclo del estrés crónico, las dos vías de desintoxicación de su hígado estarán bloqueadas debido a la hiperactividad del sistema simpático –que solo piensa en escapar–. Así se puede producir un taponamiento y un estancamiento en estas vías hepáticas, que conducirán a una recirculación de las toxinas en este órgano, y este mal funcionamiento puede generar unos fortísimos dolores de cabeza. A eso lo denomino toxicidad por estrés. Uno de los grandes causantes de este "sellamiento" es el cortisol que su cuerpo está produciendo como respuesta a los estresores.

Por cierto, al hígado lo podemos intoxicar de diversas maneras: con la mala alimentación, con los productos que utilizamos a diario para nuestra higiene, como la crema de dientes, el champú, los productos de dudosa procedencia para el rostro y la piel –humectantes, perfumes, talcos–.

Si en dos de estas tres causas el estrés opera como el gatillo de la migraña –especialmente en el caso de las cefaleas por tensión–, aprendiendo a controlarlo usted podría comenzar a mejorarse y a dejar de lado el arsenal de pastillas que toma para aliviar esta molestia. Tomará tiempo, sí, pero notará los resultados, como yo los he observado con muchísimos de mis pacientes. Y a mi consulta no vienen las personas que tuvieron una pequeña jaqueca: a mi oficina llegan aquellos que están desesperados con sus dolores. A todos les digo lo mismo que le he dicho a usted: nuestra enfermedad está íntimamente relacionada con nuestra manera de vivir, con nuestros hábitos, con nuestras creencias, con nuestras emociones.

El insomnio

En el reino de los sueños los trastornos recurrentes suelen ser estos dos: no dormir, o el estadio opuesto, dormir mucho. Son fáciles de identificar. Lo sabrá si al llegar a su cama usted pasa la noche en vela pensando en el trabajo del día siguiente o en los exámenes del cole o la universidad; también aplica en la situación inversa, si en medio de la jornada laboral y de las pruebas estudiantiles solo se imagina recostado en su habitación. Lo que le causará más angustia es comprobar que al llegar a casa y a su amado colchón, como tanto quería, no podrá conciliar el sueño.

Uno de los principales culpables de esta vigilia es el cortisol, que debería trabajar en su turno diurno, pero que, debido al "*pack estresor*" –el de siempre–, está despertándose, subiendo y bajando en las horas no indicadas. En condiciones normales, si usted está respetando su ciclo circadiano, el cortisol amanecerá radiante y potente. Se tomará un *break* hacia el mediodía, cuando tendrá una caída del 50 % en su función. Y su actividad irá descendiendo, muy lentamente, con el paso de las horas, hasta que termine su jornada –en la noche– y les diga a sus demás colegas órganos y sistemas del cuerpo, que hagan su labor.

Como se lo conté antes, la tarea de desintoxicación y reparación se lleva a cabo entre la una y las tres de la mañana, y ese es el horario del hígado. Sin embargo, si su mecanismo de defensa o huida sigue activo, el cortisol lo despertará a estas horas causándole un gran enojo al sistema hepático. Si su bella hormona corticoide está al máximo de su producción a las dos de la madrugada, pues hacia las siete de la mañana, cuando usted salga para el trabajo o la universidad, su "cortibatería" estará en la mitad de la carga. Al llegar la hora del almuerzo usted será un muerto en vida y en esta ocasión no podrá decirle a alguno de sus compañeros que si le presta el cable para hacer una "cortirrecarga". Seguramente terminará utilizando mucho a un personaje del que hablaremos en el siguiente capítulo: el café –¡en estas condiciones no debería tomarlo!–. En resumen, la glándula suprarrenal no para de producir cortisol por el estado de emergencia creado por el estrés, y su hígado no se está desintoxicando.

El sueño está muy relacionado con el día y la noche, con las horas de sol y el período en que se oculta. Cuando empieza a oscurecer, los receptores de nuestra retina le mandan la señal al cerebro para que produzca melatonina –a partir de la serotonina–, una hormona y un valioso antioxidante, que nos ayudará a dormir y a desinflamar el cuerpo durante el sueño nocturno. Vuelvo a tomarle la lección. ¿Cuál es una de las rivales más despiadadas de la melatonina? "La luz blanca, la luz azul, la de las pantallas del televisor, el teléfono inteligente y las tabletas, doctor". ¿Por qué? "Porque nos mandan una señal errada de que aún está de día". Eso es.

El estrés crónico, provocado por tantas causas que usted ya domina, con ayuda del cortisol, la furia del hígado y la falta de melatonina, le traerá ese insomnio que no puede revertir, problemas digestivos, dolores de cabeza, unos cuantos (o muchos) kilos de más; e imagínese cómo estará su mente ante todo ese caos corporal. Y así usted terminará, posiblemente, en el despacho del psiquiatra a la espera de que le manden píldoras para dormir. Y dormirá, pero... "¿Pero qué?, doctor. Si me duermo, ¡vivan las pastillas!". Mire, si está en una situación muy crítica, tal vez los medicamentos puedan ayudarlo durante algunos días, pero no para siempre. Déjeme explicarle por qué no son la gran salvación.

En efecto, la medicación lo tumbará y lo dejará profundo. Pero el sueño tiene diferentes etapas de descanso físico y psicológico. Mientras dormimos, atravesamos cinco diferentes fases de sueño. Las primeras cuatro son llamadas no REM o no MOR (movimientos oculares rápidos). La última, la más mediática, la conocemos como MOR, y es en este momento cuando soñamos o tenemos pesadillas; es un periodo de gran actividad cerebral, nos encontramos en ondas *theta* y, de acuerdo con los especialistas, es una etapa en la que reorganizamos los contenidos de nuestro cerebro. Dormir es toda una travesía, es como una película en cinco actos, pero cuando lo hacemos bajo el efecto de las pastillas, se suprimen varias de las fases del sueño. Por eso, con frecuencia, las personas dicen que sí, que durmieron, cayeron noqueadas, pero se levantan cansadas.

Estos problemas de insomnio los veo con frecuencia en mis pacientes con trastornos de ansiedad. La mayoría de ellos viven en una previsión permanente, se adelantan a los acontecimientos, inventan un futuro que los atemoriza ("mañana se caerá el avión en el que vuelo a París" o "la próxima semana me echarán del trabajo"), y los desquicia porque no pueden tener el control sobre esa situación que están imaginando. Su ego, es decir, la imagen mental que han construido de ellos mismos, con base en sus creencias, en su formación, su educación, su familia, su entorno, quiere controlarlo todo. Pero eso es imposible. Y no tiene sentido. Porque lo único que existe es el momento presente, el momento en el que usted lee este libro y respira, el futuro es algo que su mente está creando. Sí, le hablé como solía hacerlo en el segundo capítulo del libro, cuando usted me dijo que se le estresó el átomo. Pero es que todo está conectado.

Los que acabo de nombrarle son los trastornos básicos del sueño, pero hay muchos más. Las mujeres en la menopausia (o a veces en la premenopausia) suelen dormir menos por la disminución en su progesterona, una hormona que, entre otras múltiples funciones, es relajante muscular. El sueño puede verse entorpecido por el hipertiroidismo, por el cáncer, por los problemas de próstata, pero el grueso del insomnio se presenta porque el hígado no puede cumplir con su labor de desintoxicación, y esto sucede porque su "amiguis", el cortisol, se despierta –usted lo despertó– a trabajar en un horario que detesta.

Trastornos reproductivos

Muchas de nuestras abuelas quedaron embarazadas poco antes de cumplir los 20 años; nuestras madres –buena parte de ellas– nos tuvieron antes de llegar a la treintena, pero eran otras épocas. Todo ha cambiado en las décadas recientes. Vivimos de otra manera. Hoy las parejas se toman su tiempo para decidir si quieren ser padres. Revisan sus finanzas. Reflexionan sobre los cambios que podría traer un bebé a su relación y sacan un archivo de Excel para ver a qué hora, entre las obligaciones laborales, maritales y familiares, se dedicarían a la crianza. Yo celebro que antes de traer una niña o un niño al mundo lo pensemos muy bien, pero quiero también pedirle algo, si va a ser mamá, y a usted, que quiere ser papá. No basta con tener una cuenta gorda en el banco –será muy útil, claro–, las tablas de Excel le servirán y la planeación es importante –aunque los hijos siempre nos cambian los planes y eso es hermoso–, sin embargo, lo más importante es que usted, además de ser un buen ser humano, tenga unos buenos hábitos de vida. Le cuento por qué.

Hoy atiendo muchos casos de mujeres que quieren ser madres después de los 30 años o incluso después de los 40. Siempre respetaré sus decisiones, las apoyaré y las acompañaré en su proceso, de la mano de su ginecólogo. Pero, lamentablemente, muchas de ellas tienen problemas para quedar embarazadas. Y uno de los principales obstáculos es, sin duda, el estrés que se ha generado por nuestra manera de vivir.

No hace muchas páginas le hablé del ejemplo de la gallina orgánica y de su preciado huevo orgánico. Quiero que lo recuerde. Si usted durante más de treinta años ha tenido una mala alimentación –y su esposo también–, este factor, solito, ya estará jugando en su contra. Somos lo que comemos. Una insulina desordenada competirá contra la hormona que regula el embarazo, la progesterona y hará todo más difícil. Las pobres costumbres alimentarias serán grandes causales de óvulos y espermatozoides en mal estado, y estos no pueden crear un "bebé orgánico". No pueden, ni deberían poder, crear nada.

Si a esa dieta descuidada le sumamos un desequilibrio en el eje hipotálamo-hipófisis-adrenal por cuenta de diversos estresores, la gestación será una labor heroica. Recuerde que en las glándulas suprarrenales se produce el cortisol, pero también los estrógenos, la testosterona y la muy importante progesterona. De ella depende que el útero materno se prepare para que allí se implante el óvulo fecundado, y ahí crecerá el embrión, se formará el feto y se convertirá en el nuevo ser que quiere salir a la atmósfera. Pero para que esto suceda, el ovario debe preparar a los estrógenos y ellos deben ayudar a madurar el óvulo que se juntará con el espermatozoide. Si un proceso de esta detallada cadena sale mal, no habrá embarazo. Por lo tanto, si usted tiene un desajuste en nuestro eje favorito, que involucra a todas las hormonas que mencioné, la misión no será completada porque ellas no estarán en los niveles esperados.

A esto podría sumarse, además, un desorden metabólico por un mal funcionamiento hepático. El cortisol elevado cerrará las vías de eliminación del hígado, y este, que se encarga de evacuar la hormonas que ya cumplieron su ciclo, como los estrógenos, por ejemplo, no podrá hacerlo y tendrá una permanente recirculación de contenido hormonal "viejo", que le generará confusión a su cuerpo.

Lo primero que hago, cuando atiendo a estas pacientes que no pueden quedar en embarazo, es comenzar por el principio: recuperar el equilibrio del eje y repensar su alimentación, y podría decir que más del 90 % de ellas hoy son mamás. Cuando corregimos la fisiología del cuerpo y logramos que vuelva a su balance, ahí crecerá la vida; allí sí podrá florecer.

¿Sexo? No, mejor mañana

Los desórdenes que le presenté en el anterior apartado tienen gran relación con la pérdida del deseo sexual. Si este depende del sistema nervioso parasimpático, pero usted solo le da trabajo al simpático, para poder seguir corriendo y no caer en las garras del tiranosaurio rex –hemos huido tanto de él en este capítulo que yo también empiezo a estar exhausto–, al final no tendrá tiempo ni fuerzas para el sexo.

Ante el caos hormonal, con la alteración de la progesterona, con una caída en la elaboración de los estrógenos o la testosterona –tanto hombres como mujeres producen las dos últimas–, habrá alteraciones en el deseo sexual o en la libido; es muy frecuente. Sí, le parecerá muy evidente, pero no quería dejar de mencionarlo. Y no estoy diciendo que las/los pacientes que están en medio de este degaste han perdido las ganas de tener intimidad con sus parejas, no, el problema no es "la rutina" o "la misma persona"; podrían tener en frente a Bradley Cooper o a Margot Robbie, y dirían lo mismo: "¿Lo dejamos para mañana?". Otra razón más para cuidar el equilibrio en nuestro cuerpo. "Oiga, doctor, ahora sí me convenció. ¡Todo lo que puede causar ese eje!". Por eso escribí estos breves, pero persuasivos, párrafos.

Depresión posparto

Hay un momento, después del embarazo, en que las mujeres empiezan a tener unos síntomas mentales difíciles de comprender; ni ellas mismas saben qué les pasa, y es apenas lógico. Dar a luz, por vía vaginal o por cesárea, es un evento altamente estresante; y hablo de estrés físico y percibido. Sus cuerpos están débiles, cansados, no han tenido tiempo de recuperarse, pero tienen responsabilidades reales inmediatas, como alimentar a su bebé con su leche materna, y una fuerte carga mental y social que las empuja a querer ser las madres infalibles, las mejores, las más capaces, desde el primer día, desde el primer respiro de ese pequeño ser.

Todo es nuevo para la madre y para su hijo. Todo es nuevo, también, para el padre y su hijo; y para el padre y su pareja, que ahora es madre de su hijo.

Atención, papás. Aunque usted sea médico, o médico funcional, y medite, y haya practicado artes marciales, y tenga control mental, y haya superado una meningitis, y leído decenas de libros sobre cómo ser un gran padre y un esposo ejemplar, jamás podrá comprender qué le pasa a su esposa en esa etapa llamada depresión posparto –insisto, ni ella misma tiene claro qué le sucede–. De la mano de mi esposa, la *Mona*, y de mis pacientes –las nuevas "mamitas" y "papitos", como ahora los llaman los animadores de las fiestas infantiles–, lo he podido entender mejor.

Una de las principales promotoras de dicho estado emocional es la progesterona. Sin su estímulo inicial no habría parto; sin ella, las mujeres tampoco tendrían el ciclo menstrual. Después de dar a luz, esta hormona tiene un descenso significativo, "cae" de manera fuerte, y afecta de gran manera a la nueva madre. A este bajón hay que sumarle todo ese estrés que mencioné al inicio de este apartado, y la caída de otro protagonista relevante, el cortisol. A varias mujeres les he medido esta hormona corticoide –en saliva, no en sangre– durante el posparto y los resultados indican niveles bajos todo el día. Si lo tuviera que representar mediante un gráfico, sería como una línea plana, sin variación alguna.

En ese período las madres afrontan el descenso de estas dos hormonas que tienen amplios espectros energéticos y emocionales, y un cerebro cansado que no entiende bien qué mensaje le están mandando. He ahí un muy buen ejemplo de cómo se puede tener una enfermedad viscerosomática –el cuerpo afecta a la mente–. En medio de este colapso, la madre empieza a preguntarse: "¿Seré capaz con todo esto? ¿Lograré ser una buena mamá? ¿Y si le digo a mi esposito que mejor lo amamante él y yo me voy a Ucrania?". Como en las telenovelas de antes, la situación podría empeorar. Quizás la madre no puede lactar. Vendrán los llantos, la culpa, el sentimiento de derrota, el insomnio, las dudas. Lo que han descrito algunos especialistas como el *baby blues*, una condición que suele durar poco.

Sé de qué se trata porque la *Mona* lo vivió. Después de que nació nuestro Luciano ella estaba triste; incluso, le costó un par de días enamorarse totalmente de él, y se sentía culpable por ello. Pero era apenas normal. Ser madre no se parece en nada las imágenes de los comerciales. La mamá que acaba de dar a luz no tiene la sonrisa ideal, el peinado perfecto y la piel resplandeciente mientras acuna a su bebé, también perfecto, y es abrazada por el hombre perfecto.

Mentira total. Ella, desconcertada, me contaba lo que sentía. Con el paso de los días su amor por Luciano era enorme, gigante, irrefutable. Por cierto, le cuento esto con la autorización de ella, no crea que soy un kamikaze. Era un trastorno hormonal.

Otra condición frecuente, otra señal del desequilibrio del cortisol durante esa etapa es el efluvio telógeno posparto. Un nombre muy elegante para describir la caída del pelo que sufren ciertas mujeres hacia arriba de las sienes. ¡Y solo se les cae en esa zona! Este es el resultado de la sobrestimulación de esta hormona –que tiene subidas y bajadas inesperadas– sobre el folículo capilar.

Si usted es hombre, es padre novato y está viviendo esta situación: ¡paciencia!, estos días pasarán; la que importa es ella, está afrontando demasiado estrés físico y percibido, mírela, está lactando, levantándose todo el tiempo –sí, yo sé que usted está ayudando a cambiar los pañales, ¡y es lo mínimo que podría hacer!–, preguntándose si podrá ser la madre que sueña, si su cuerpo volverá a la normalidad, si en realidad quiere regresar al trabajo cuando acabe su licencia de maternidad –que en algunos países es muy corta–. Es demasiada la presión que vive.

La mayoría de síntomas, en casi todos los casos, irán remitiendo. El organismo intentará recobrar el balance; sin embargo, hay mujeres que no lo consiguen solas, debido a la fuerte y tóxica carga emocional o alimentaria. Pero ese equilibrio se podrá recuperar. En este capítulo he dado varias pistas al respecto, pero en el siguiente hallará el grueso de las soluciones.

Lo que sí les pido a las pacientes que acompañé durante su embarazo es que vayan a mi consultorio antes de que su hijo cumpla el primer mes y, por supuesto, que traigan a sus esposos. Quiero saber cómo están afrontando esta nueva etapa como familia. Y siempre les hago a los padres el mismo mal chiste –típica broma pesada de hombres–: les pregunto, muy serio: "Conteste sí o no. Durante este mes, al mirar el baúl del carro, ¿ha sentido repetidamente que ahí podría caber su esposa de manera muy confortable?". La respuesta suele ser afirmativa. Usualmente terminamos riéndonos los tres. Reírse funciona. Es una etapa dura para todos, especialmente para ellas. Hay mucho estrés. Es mejor tomárselo con calma. Y ayudarlas, siempre.

¿Ironman? ¿Ultraman?

Toda la vida he sido un fanático del deporte. He practicado artes marciales, he corrido maratones, voy al gimnasio y fuerzo mis músculos, pero cada día me convenzo más de que los deportes de alto rendimiento, o pruebas tan exigentes como el Ironman o el Ultraman –el primero es un triatlón convencional, el segundo es uno de larga distancia–, pueden ser un arma de doble filo. No siempre el deportista que más se exige será el que tenga mayores recompensas.

Primero quería recordarle que el ejercicio muy intenso y el de alto rendimiento son grandes estresores para el cuerpo. Voy a añadir algo más, aunque tal vez mis amigos triatletas quieran cobrarme después estas palabras: el ser humano no está hecho para participar en estas pruebas *todo el tiempo*. Claro que podemos participar en los Ironman y los Ultraman, obvio, son retos muy bonitos para el cuerpo y la mente, pero no *todo el tiempo*.

Así como nuestro cuerpo caerá agotado después de escapar a diario del tiranosuario rex debido al empuje permanente del mecanismo de *fight or flight*, también caerá rendido en algún momento si participamos de manera enfermiza en cada competición de largo aliento que se nos ocurra. Los atletas de un Ultraman deben recorrer cerca de 515 kilómetros en tres días. En el primero tendrán natación (10 kilómetros) y ciclismo (144,8 kilómetros). La segunda jornada exige una prolongada travesía en bicicleta (273,5 kilómetros). El tercero es una hipermaratón (84,3 kilómetros). ¡Casi nada!

En este caso, el gran estresor es practicar estas disciplinas de alto rendimiento de dicha manera compulsiva. "No diga eso, doctor, el deporte es salud". Es cierto, pero afrontarlo así es como nadar, pedalear y trotar con el tiranosaurio al lado todos los días, porque el deportista que pretenda hacer parte de estas pruebas tendrá que entrenar muchísimas horas semanales.

Si usted quiere seguir esa rutina le hago algunas propuestas. Si lo suyo son las maratones y no quiere causarle a su cuerpo un estrés desbordado, pues relájese un poco en los entrenamientos, no tiene que correr siempre esos 42 kilómetros, su práctica puede ser de 21 kilómetros. Recuerde revisar sus rutinas y su alimentación; en *El milagro metabólico*, le conté el aprendizaje que tuvo el doctor Peter Attia al respecto. Si usted es médico, trabaja sin descanso, va a la sala de cirugía, luego a su consultorio, hace turnos, pero a primera hora de la mañana está entrenando y corriendo otra maratón. ¿A qué hora podrá recuperarse su cuerpo de superhombre? Conozco casos de muy buenos profesionales (con jornadas sin fin), que son excelentes deportistas, que han competido en muchas pruebas exigentes durante años, pero un día, en medio de la carrera habitual, se rompen la tibia. ¡Qué raro! Esa prueba ya la habían hecho antes. Sí, pero el tiempo ha pasado –la gota, el recipiente, el desastre–, el cuerpo acusó el desgaste. Hacer deporte no "borra" los malos hábitos, no cura el desequilibrio de un cuerpo que pide a gritos descanso. Tenemos que darle a nuestro organismo un margen sensato para restablecer todos sus senderos bioquímicos y fisiológicos. Para regenerar los cartílagos, los ligamentos, los huesos... De lo contrario esa práctica tan saludable nos llevará al hospital. Lo del sobreentrenamiento es real.

Mi gran invitación es esta, si en realidad le gusta el alto rendimiento –a mí me fascina– y su plan no es convertirse en el RecontraMega-Man: siga adelante, hágalo como una prueba para superarse a usted mismo, para llevar su cuerpo y su mente hasta ciertos límites, pero revise bien su manera de vivir –haga un chequeo doble de cómo es su alimentación–, observe cómo queda su cuerpo después de los entrenamientos, hágase los chequeos pertinentes, duerma bien, no se deje llevar por el ego y no compita en todas las pruebas que hay en el calendario. Nadie aguanta ese ritmo. Y el verdadero Iron Man –*spoiler alert*– murió en *Endgame* (2019).

"Se me bajan las defensas"

Y llegamos al verdadero misterio del lago Ness. Vivimos en el mundo de los jabones y de los geles desinfectantes, saludamos con la mano y de inmediato las madres o padres precavidos se "desinfectan" con su alcohol glicerinado, que huele a brisa nórdica de otoño, debido al pánico por una posible infección. Igual, eso no evitará que esta se presente.

Atiendo con frecuencia a muchas personas que viven en una especie de burbuja antigérmenes, salen al supermercado y a las fiestas vistiendo una escafandra, pero tienen resfriados y diarreas recurrentes; y cada dos semanas les aparece un herpes. "¿Debería comprar otra escafandra, doctor?", me preguntan. No, deberían leer mejor este libro. Revisemos qué sucede.

No olvide que "el jefe", el sistema nervioso autónomo, es el único que puede explicar nuestra psiconeuroinmunología. El parasimpático es quien comanda el sistema inmune, nuestras defensas se fortalecen cuando nos hallamos en modo de reparación. Si estamos todo el tiempo huyendo de nuestro amigo 'Rex' no habrá tiempo para que esto suceda.

Lo vi con muchísima frecuencia cuando aún trabajaba en el hospital –antes de seguir el camino de la medicina funcional–, y no entendía por qué algunos pacientes durante su paso por la clínica adquirían enfermedades y otros no. ¿Qué pasaba? ¿Por qué, bajo las mismas condiciones, a unos se les infectaban las heridas quirúrgicas y otros no tenían problema alguno? O, llevémoslo al terreno familiar. ¿Por qué su hijo llegó con gripa y se la transmitió a usted y no a la madre? "Por eso, doctor, ¡el misterio del lago Ness!".

No hay tal misterio. La respuesta es más simple. Le conté antes que, en ciertos casos, como en el trasplante de órganos, se les debe suministrar cortisona a los pacientes para bajarles las defensas, de esa manera habrá menos posibilidades de que rechacen el nuevo órgano. Los corticoides van "durmiendo" al pelotón inmune. Y eso mismo es lo que hace el cortisol cuando sale expulsado como lava de la glándula suprarrenal que, debido al exceso de trabajo (estado de alarma constante), se ha convertido en un volcán en erupción.

Debido al estrés constante sus defensas caerán de manera crónica, como cayeron las fuerzas de King's Landing en *Game of Thrones*. Bienvenida la enfermedad. Bienvenidas infecciones agudas, infecciones complicadas como las neumonías, infecciones crónicas como el herpes, o infecciones extraterrestres que les producen meningitis a los médicos calvos de apellido Jaramillo. ¿Resuelto el misterio? No se descuide. No depende de los geles antibacteriales, depende de usted. Quítese la escafandra.

¡Estrés de infarto!

Dejé para el final una de las más crudas realidades: el estrés aumenta y empeora el riesgo de un episodio cardiocerebrovascular. Se lo digo de una forma más clara, el estrés puede provocarle un infarto o una trombosis cerebral. ¿Cómo se puede llegar a tal punto? Hagamos el repaso. Cada día usted es perseguido sin descanso por el tiranosaurio rex (así lo cree su mente), por lo tanto su organismo es un mar de adrenalina y de cortisol. La primera aumentará su frecuencia cardiaca y su presión arterial, y tendrá altos niveles en la noche, porque

además usted no está durmiendo; su melatonina –una hormona pro-
tectora y antioxidante– lo ha abandonado. Y revisemos sus rutinas:
sedentario, devorador de chatarra azucarada, incesante bebedor de
alcohol y comensal de platillos calentados en el microondas. ¡Qué
combo! ¿Lo leyó? Todo eso estará inflamando su organismo y alterará a la "reina" insulina. Ella, sumada al poderío de la inflamación,
dañará las paredes arteriales y les provocará una especie de úlcera.
De dicha forma, y ante la falta de antioxidantes, se formarán placas
de colesterol oxidado. Con el paso del tiempo este se va adherir a las
arterias, alentado por el exceso de respuesta del simpático –que nunca para–. ¿Resultado? *¡Pum! ¡Bang! ¡Boom!* Las arterias se obstruyen,
y bienvenido sea el infarto cardíaco o en el cerebro, o en cualquier
otra parte del cuerpo.

Así llega el infarto por estrés. Espero que nunca le suceda. Esa es
otra de las razones por las que he escrito este libro. Nadie se infarta
por comer grasa que supuestamente genera colesterol y luego tapo-
na las arterias. Eso es falso. Así lo expliqué en *El milagro metabólico*
cuando hablamos de las desacertadas teorías del doctor Ancel Keys.
Lo que conocemos como colesterol "bueno" (HDL) y malo (LDL) son
en realidad proteínas que *transportan* ese colesterol. Son el "bus"
que lleva el colesterol a su oficina. Este es muy necesario para la vida.

Lo que sí debemos cuidar es que el colesterol que ellas movilizan
no se oxide y pueda ser potencialmente inflamatorio. Esto lo conseguiremos a través de una buena alimentación, ejercitándonos y
manejando adecuadamente la relajación y el estrés. No es tan difícil,
¿no? Siga las instrucciones y mantendrá su cuerpo sin inflamación
la mayor parte del tiempo.

CAPÍTULO CUATRO

Las soluciones

Llegamos. "**¡Por fin, doctor!** Ahora sí, dígame cómo me olvido del estrés". Esa no es la idea. Nunca le voy a pedir que se olvide de él, mi propuesta siempre será lo contrario, conozca su estrés, acéptelo, entiéndalo, enfréntelo y ponga en práctica lo que voy a contarle a lo largo de este capítulo. Le daré algunas herramientas y consejos que le servirán para recuperar el equilibrio en su cuerpo físico –materia y energía– y en su mente, como lo hemos hablado desde el inicio de este texto. "Bueno, doctor, como quiera, pero cúreme el átomo". Yo no lo voy a "curar", no depende de mí. Yo puedo y quiero ayudarlo, pero si lo hacemos juntos será más fácil.

Vamos a comenzar por el universo físico. Primero le presentaré varias soluciones para balancear ese eje neuroinmunohormonal o neuroendocrino (hipotálamo-hipófisis-adrenal) que perdió la armonía. Recuerde el gráfico de la balanza que usamos en el capítulo pasado y todos los problemas que surgen cuando falla el gran *boss* de nuestro cuerpo, el sistema nervioso autónomo, por la pérdida del equilibrio entre los sistemas simpático y parasimpático. Espero que no se haya saltado el capítulo anterior. No es buena idea pasar a las soluciones sin conocer los problemas. Pero quiero decirle, también, que para hallar los tratamientos adecuados, será imprescindible evaluar el cuadro clínico de cada persona; solo así sabremos cuáles son los factores que predominan en la pérdida de la adaptación al estrés. Empecemos por sanar ese sistema simpático hiperactivo.

Las adaptógenas

¿Ha escuchado el nombre? Es probable, cada día gana más fuerza. En su libro *Adaptogens* (2018), Paula Grainger define a las plantas adaptógenas como las "superheroínas del mundo de las hierbas". Por su parte, la naturópata Rachel Landon, escritora de *Superherbs* (2017), explica que estas "ayudan a que el cuerpo se adapte a los retos a los que se enfrenta diariamente, especialmente a los factores de estrés". Es cierto. La evidencia científica demuestra que las adaptógenas, plantas milenarias que se han utilizado durante siglos en la medicina ayurvédica de India y en la medicina tradicional de China, nos traen grandes beneficios. Tantos, que hasta los escépticos investigadores de Occidente han empezado a interesarse por ellas. Yo doy fe de sus propiedades, he visto cómo ayudan a mis pacientes y las receto todos los días. "¡Ahora resultó yerbatero el doctor!". Llámeme como quiera, pero los poderes de estas plantas son inmensos.

De todas ellas, la más nombrada, reconocida y utilizada es la **ashwagandha**, también llamada cereza de invierno o ginseng de la India. Es una de las hierbas fundamentales en los tratamientos ayurvédicos. En los últimos 15 años se han publicado variados estudios que muestran sus bondades para mejorar el rendimiento físico, prevenir las úlceras y reducir el estrés. Esto lo conseguiría a través de la regulación de las proteínas de choque térmico, que son las que permiten que las células del cuerpo se adapten ante situaciones anómalas.

En variados estudios se menciona a la ashwagandha como una buena aliada para potenciar la memoria, disminuir la ansiedad, facilitar la recuperación de los pacientes en sus tratamientos contra el cáncer, ayudar a quienes sufren enfermedades degenerativas –como el parkinson y el alzhéimer– y tienen afecciones como la artritis, y serviría para mejorar la capacidad energética de la mitocondria en la célula. Poca cosa, ¿no? Seguro que le va a interesar el tema y querrá saber más de esta planta adaptógena. Consulte la bibliografía que incluyo al final del libro y así podrá continuar con su aprendizaje.

"¿Y cómo me la tomo doctor? ¿En juguito?". No; aunque son muchas sus presentaciones, yo la formulo clínicamente en cápsulas. "¿Cuántas debo tomarme?". La dosis adecuada la sabrá el especialista o el médico funcional (pero uno de verdad) que lleve su caso. Él examinará su cuadro y a partir de esa evidencia comenzará el tratamiento. "¿Y dónde la consigo, doctor?". Encontrarla es muy fácil; hallar las adaptógenas, en general, es una labor poco complicada; hoy están en todos lados, basta una búsqueda en Google y ya las tiene, pero lo relevante no es tenerlas, lo importante es saber cómo tomárselas. Por favor, no se automedique, para que todas estas legendarias plantas puedan actuar de la manera debida en su cuerpo. Siempre debe contar con la asesoría y el acompañamiento de un especialista. Espero que así lo haga. No sea impulsivo, guarde la calma. Con la ayuda de su médico irá encontrando, además, el mejor horario para tomárselas.

Otra de estas superhierbas es la *rhodiola rosea* (o **rodiola**), planta nativa de las regiones árticas de Asia y Europa del norte. Algunos la denominan la "raíz dorada". Un lindo nombre. Sobre ella también hay muchos soportes científicos que confirman sus propiedades para recuperarse de la fatiga y del estrés, para menguar la ansiedad, tratar la anemia, la impotencia o los dolores de cabeza. Estas dos adaptógenas

que le he mencionado cumplen entonces funciones complementa-
rias: la ashwagandha, en general, se utiliza para atenuar los niveles
de estrés, y la rhodiola se receta para ayudar a recuperar la energía.
Son un "combo" muy eficiente.

"¿Y esta sí me la tomo en juguito, doc?". Si continúa con su obsesión por el juguito va a lograr estresarme. No. La rhodiola yo también
la suelo formular en cápsulas. Por cierto, para solucionar su pregunta
recurrente, en general las adaptógenas se consumen en cápsulas
y estas suelen contener varias de estas maravillosas plantas, pues
funcionan mejor en sinergia, como la canción de The Beatles, "todos
juntos ya". En conjunto, la ashwagandha, la rhodiola rosea y otras de
sus primas potencian sus efectos, es una sumatoria poderosa, donde
dos más dos puede ser diez.

Sé que me volverá a preguntar por la dosis exacta. Ya le dije que
eso se pacta con su médico. Pero una vez que este le indique qué
producto comprar, será muy fácil saber cuántas cápsulas tomar. Generalmente, cada frasco de adaptógenas debe consumirse en un mes;
por tanto, si contiene 30 píldoras lo indicado será tomarse una cada
día; si vienen 60, seguramente debe consumir dos diarias; si son 90,
serán tres cada 24 horas. Así es habitualmente, a menos de que su
especialista le dé otras instrucciones particulares.

Volviendo al tema del "juguito", tengo pacientes que son fanáticas
de tomar "tecitos", y me preguntan que si el té de ashwagandha, por
ejemplo, será igual de beneficioso que la cápsula. Mi recomendación
es, sí, tómese su té si quiere –en realidad es una bebida en polvo para
reconstituir en agua–, pero sepa que jamás tendrá la cantidad indicada, en su "tecito" habrá muy poco de esta planta; en cambio en las
cápsulas sí tendremos las dosis terapéuticas. A mis pacientes siempre les recomiendo esta última presentación, nos da más seguridad.

Las dos *rockstars* de las adaptógenas son las que le he presentado.
Pero este reino vegetal es insondable. Son muchas las plantas que
pueden ayudarnos a recuperar la capacidad de adaptación al estrés.

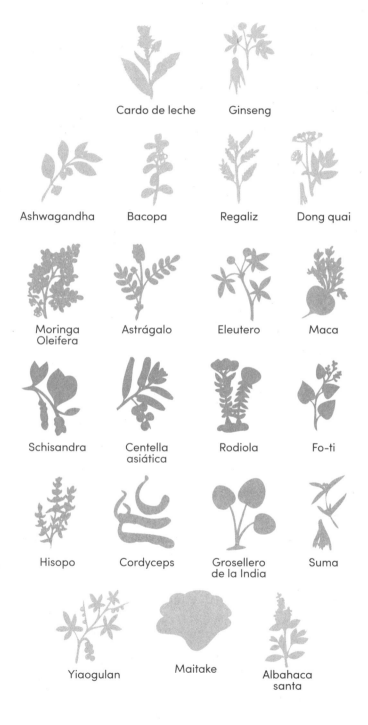

Cardo de leche Ginseng

Ashwagandha Bacopa Regaliz Dong quai

Moringa Oleifera Astrágalo Eleutero Maca

Schisandra Centella asiática Rodiola Fo-ti

Hisopo Cordyceps Grosellero de la India Suma

Yiaogulan Maitake Albahaca santa

Voy a nombrar unas cuantas más, téngalas en cuenta: **el hongo de ganoderma** o **reishi**, muy apreciado en la medicina asiática por sus funciones inmunomoduladoras, una molécula fascinante que se ofrece en diversas presentaciones; el *cordyceps sinensis*, el **eleutero** (o ginseng siberiano), la **maca,** la **berberina** y la **raíz de astrágalo.**

Hay otras plantas que aunque no se hayan descrito como "adaptógenas" pueden ayudarnos a equilibrar nuestro sistema nervioso simpático. Son botánicos con muy buenas propiedades para contribuir con la causa, como la **l-teanina**, un aminoácido que se extrae de la hoja del té verde, el **jengibre** y las **semillas de chía.**

La ayuda del *choke*

Espero que le haya quedado claro que las adaptógenas se deben utilizar con la guía de un médico que conozca el tema, que todas son buenas, no hay una mejor que otra, pero que siempre serán más poderosas cuando actúan en conjunto; esas preparaciones son las que yo prefiero. De otro lado, cuando comience a tomarlas, empezará a sentir una rápida mejoría. Al cabo de unas semanas, como sucede con la mayoría de mis pacientes, usted me va a llamar para decirme: "Doctor, ¡he vuelto a ser yo!". Eso es genial. Sin embargo, no crea que ha llegado el momento de dejarlas.

Un tratamiento eficiente con adaptógenas suele durar entre seis y doce meses continuos. El efecto de estos es similar al que producía el *choke* de los autos de antes, una valiosa herramienta para calentar el motor, especialmente en las temporadas de invierno. Si usted desactivaba el *choke* antes de tiempo, su carro se apagaba, pero bien usado era una ayuda enorme. Con las plantas adaptógenas sucederá lo mismo. Si las deja de usar cuando su motor orgánico apenas empieza a restablecer el arranque, volverá a perder el brío. Por eso

tiene tanta relevancia llevar a cabo el tratamiento sin prisas. Al fina-
lizar el período con las adaptógenas, su mecanismo debería tener la
potencia necesaria para continuar la ruta sin fallas mecánicas, ese
es el principal objetivo. Todas estas indicaciones se las doy a partir
del trabajo que he realizado con mis pacientes. "Una última pregunta, doctor". Cuénteme. "¿Y estas adaptógenas pueden generar adicción?". No, se equivocó de píldoras, eso sí sucede frecuentemente
con los medicamentos psiquiátricos.

Para cumplir mejor su labor sobre las proteínas de choque de
las células, las plantas adaptógenas necesitan de la colaboración de
algunos "camaradas" que seguramente le resultarán más familiares.
Algunos de ellos provienen de las vitaminas del complejo B, como
el ácido pantoténico, el ácido fólico o la piridoxina. Estos le darán
un pequeño empujón al equipo adaptogénico para que realice su
tarea con eficacia. Es muy común que su especialista las agregue al
tratamiento.

El magnesio

Entre más leo sobre él, más fascinante lo encuentro. Es uno de los
minerales fundamentales que tendríamos que tomar siempre. En el
centro de mesa, o en el baño, el frasquito con las tabletas de magnesio
debería estar disponible para cualquier miembro de la familia. Este
es un básico, un clásico, un imprescindible.

Los seres humanos, en general, vivimos con insuficiencia de este
mineral. Las dos grandes fuentes que nos lo proporcionan son los
vegetales y el agua. Pero en el mundo de hoy, ni los primeros ni la
segunda pueden cubrir esa demanda. El líquido que corre por nuestras tuberías y sale por el grifo trae consigo, desde las plantas de
tratamiento, grandes cantidades de calcio y cloro para combatir a

las bacterias. De esta forma será muy pobre en magnesio. Y los vegetales, tan ricos ellos, han sido desplazados del menú de muchas familias, donde reina la comida de mentiras, las cenas congeladas, los pastelillos baratos, los paquetes con cualquier invención azucarada y los "juguitos".

Los vegetales le deben su color verde a la clorofila, pero en ese verdor expresan la concentración que albergan de este mineral. Entre más intenso sea el verde, mayor su riqueza en magnesio. Y aquí voy otra vez, aunque me desvíe un poco del tema. No olvide jamás que la base de la alimentación de todos los seres humanos deberían ser los vegetales, y esto aplica para los veganos, los vegetarianos, los omnívoros, los que siguen la dieta paleo o el menú de las cajitas felices. Ve-ge-ta-les. Eso es lo que necesitamos todos. Por supuesto, con un buen balance de proteínas y de grasas saludables, y sí, de vez en cuando, un postre que valga la pena, uno que lo haga delirar. La comida debe ser una fiesta no un suplicio. Sin embargo, si usted lleva demasiados años sin probar las espinacas, la lechuga o la col rizada (o kale), supla esa falencia con las cápsulas de magnesio. Antes de explicarle cómo debería tomárselas le contaré por qué es tan increíble este nutriente.

Los estudios revelan que él cumple más de cuatrocientas funciones en el cuerpo. Anote. Es el mejor relajante muscular, contribuye con la salud del sistema nervioso y con la unión entre el nervio y el músculo –la placa neuromuscular–, ayuda a que nuestro intestino se mueva, a que podamos dormir, a mejorar nuestra concentración, a reducir la presión arterial, y podría usar muchos párrafos más para describir sus bondades, pero creo que la idea ha quedado clara. Por eso, olvidarnos de él y no consumirlo es un enorme error.

Sé que hay algunos colegas que les dicen a sus pacientes que mientras sus niveles de magnesio en sangre estén por encima de los mínimos establecidos, no hay necesidad de tomarlo. Sin embargo, esta es una apreciación errada: los niveles de este mineral en el torrente sanguíneo no son el reflejo de la cantidad que hay en nuestras células, y nunca lo serán (lo mismo pasa con otras vitaminas como la B12).

"Vale, pero ¿qué tipo de magnesio compro, doctor?". Buena pregunta. La función de este mineral dependerá mucho de la otra sal con la que se asocie, por eso hallará sulfato de magnesio, óxido de magnesio, citrato de magnesio o glicinato de magnesio, entre otros. En este caso, para ayudarnos con el estrés, es necesario que una parte del mineral entre al cuerpo, y eso lo conseguiremos con las dos últimas fórmulas, el citrato de magnesio y el glicinato de magnesio.

La dosis ideal –sé que ya me lo iba a preguntar–, dependerá mucho del uso y de la pericia de su especialista. De un lado, este es un producto de venta libre al público, no ofrece ningún riesgo, usted jamás tendrá una sobredosis mortal de magnesio, nunca habrá un "adiós, vida cruel". Pero, para que no termine en Google siguiendo las instrucciones de algún *influencer* inescrupuloso que recomienda lo que sea para llenar su cuenta bancaria, le daré un par de consejos. Ante la duda, busque citrato de magnesio. Este tiene varias presentaciones, en cápsulas o en polvo. ¿Cuánto debería tomar? Depende, usted mismo, a través de la observación, puede entender cuánto necesita. "Nooo, doctor, ¿podría ser más preciso? Que instrucción más confusa". No he terminado. Está usted muy acelerado. Veo que necesita las adaptógenas y el magnesio con urgencia.

Es simple. Vaya y compre su citrato o glicinato de magnesio. ¿Lo tiene? Fantástico. Yo suelo tomarme una cápsula por la noche porque, como se lo expliqué, baja la frecuencia cardiaca, disminuye la presión arterial y es relajante muscular. A esa hora potencio su función. Además, los estudios sobre la calidad del sueño han demostrado que el magnesio ayuda a inducirlo. Una manita para dormir bien no cae nada mal. Mantenga esa dosis nocturna durante algunos días. Si nota que no le ayuda para nada, tómese dos cápsulas –al mismo tiempo, o una de día y otra de noche, por ejemplo–. De nuevo, haga seguimiento. ¿Siente los beneficios? ¿No siente nada? Perfecto, intentemos con tres. "Doctor, eso es una sobredosis". Devuélvase algunas líneas: el magnesio no lo va a envenenar. Supongamos que incrementó la dosis y de repente tuvo una diarrea. Esa es una señal de que fue demasiado magnesio. Su cuerpo, sabio, se lo avisó y lo evacuó. Si, en cambio, con dos cápsulas su deposición está más blanda (no líquida) y usted no presenta ninguna molestia, es muy probable que esa sea la dosis justa. ¡La dosis indicada para *usted*! Para su pareja o para sus hijos puede ser otra.

Lo que me parece bonito de este proceso es que lo invita a estar pendiente de usted, de evaluarse, de ser responsable de su elección y oír a su organismo. Esa manera, ese método para aprender a usar el magnesio, es de lo que he estado hablándole desde el inicio del libro, Neo. Tenemos que parar para podernos observar y comprender mejor lo que somos. Todo el tiempo buscamos las píldoras milagrosas que actúen rápido y nos cambien la vida. No, solo nosotros podemos cambiar nuestra vida. Y, en este caso, un poco de observación y de magnesio nos ayudará. ¡Que nunca le falte este mineral!

Elecciones desacertadas

Le presenté a las plantas adaptógenas y al capitán magnesio, dos eficientes opciones para comenzar a disminuir el frenesí del sistema simpático que, cuando está demasiado activo, manda la señal de alerta para que usted siga escapando del bicho prehistórico que no existe. Ahora quiero hacerle una advertencia: así como hay plantas y minerales muy útiles, hay otros que son muy populares, que se consumen sin razón ni mesura, y que a veces, por la presión de las amigas de la tía Bertha, llegan a su casa y todos comienzan a tomarlos como un acto reflejo.

Una mala amiga será la **melatonina** en cápsulas. Sé que su memoria es buena y tiene presente que esta es una hormona que se produce en la glándula pineal, que cumple funciones antioxidantes, que nos ayuda a dormir y que su mejor momento del día es entre las 7:00 y las 9:00 de la noche. Nuestro cuerpo, que es la mejor farmacia que existe, produce la melatonina en cantidades ínfimas y es la dosis sabia que necesitamos. Si la toma en tabletas esa proporción será muy superior a la requerida por el organismo. "Pero, doctor, necesito dormir". La mejor pastilla para dormir es poder balancear el comportamiento del eje. La manera más eficiente de conciliar el sueño es reeducando a su cuerpo para se vaya a la cama a una hora razonable de la noche (sin pantallas azules alrededor).

Yo no suelo formular la melatonina. En casos extremos la habré recetado por un período de cinco días; sé que hay pacientes que en realidad necesitan dormir para comenzar a balancear su cuerpo. Igual, si usted es muy terco e insiste en tomársela en cápsulas, recuerde que al menos debería hacerlo en ese horario, en el que la hormona, la melatonina de verdad, está en su mejor momento, es decir, "entre las 7:00 y las 9:00 de la noche, doctor". Mantengo mi planteamiento: lo ideal es no consumirla en pastillas.

Hay otro amigo problemático, pero muy popular, y es el **regaliz** (o *licorice*). Algunos especialistas lo utilizan para corregir el agotamiento crónico de sus pacientes, pues les dará energía. Pero la usan mal. Si la persona presenta una fatiga, seguramente su cortisol estará trabajando en horas indebidas y, más que un golpe energético para elevarlo, necesitará que un profesional detecte el problema para nivelar dicho comportamiento.

Entonces, imagine esta solución. Usted llega donde el falso profeta y le dice que tiene fatiga. Este asume que su cortisol está alterado y en niveles muy bajos y dirá: "Para equilibrarlo, adaptógenas; para darle fuerza, regaliz". Todo parecería muy apropiado. Pero si usted tiene hipertensión, que es producida por un exceso del sistema nervioso simpático, no lo agradecerá. En este caso el *licorice* causará la elevación de su cortisol, y con él la producción de adrenalina, y esto lo llevará a una crisis de hipertensión, a una taquicardia y, por supuesto, a un hermoso ataque de pánico. ¡Gracias, amigazo regaliz!

Yo lo he recetado, pero solo cuando estoy totalmente seguro, cuando los exámenes de laboratorio me indican con claridad que el paciente tiene unos niveles planos de cortisol. Pero jamás lo formularía por más de cinco días. Después continuaríamos el tratamiento con adaptógenas. Sin embargo, mi recomendación es que trate de evitarlo. Esa explosión energética no le vendrá bien a su cuerpo cuando ha perdido su adaptación al estrés.

¿Un cafecito?

Con el **café** puede pasar lo mismo que con el regaliz. Si usted se siente cansado y necesita un poco de combustible extra, acudirá a la cafetería más cercana para buscar un *espresso* doble. No le importará la calidad del grano, lo único que busca es despertar a la fiera que lleva dentro para poder continuar con su jornada laboral. Usted quiere cafeína para despertarse porque su carga de cortisol, debido a todo el desbalance que afronta su cuerpo, está en mínimos antes del mediodía. Sé que eso lo hacen millones de personas en el mundo; el café, al que adoro, se ha convertido en la droga para nunca parar.

Lo vuelvo a repetir. Ni usted ni yo tenemos reservas de cortisol, él trabaja en horario diurno y lo iremos consumiendo conforme avanza el día. La que siempre estará lista para la acción es la adrenalina, y ella se activará cada vez que la cafeína entre a nuestro cuerpo. Por lo tanto, aquel *espresso* doble podrá ser una benéfica patadita de energía para nuestro organismo, si no tenemos ningún tipo de desequilibrio en el sistema nervioso autónomo; o un gran empujón hacia el abismo de la ansiedad y la cuota inicial de un ataque de pánico, si no hay una armonía entre nuestro simpático y el parasimpático.

Yo suelo decir que: 1) si se toma un café y no siente ni el más leve estímulo, es mejor que no siga tomándolo; por prevención sería mejor examinar por qué su cuerpo no está sintiendo ese empuje que da la cafeína; 2) si después de su *espresso* doble, o su *macchiato*, o su *ristretto*, usted está alterado, confundido, con palpitaciones y no sabe si quiere un helado de chocolate vegano o un viaje a Nueva York, lo mejor es que deje de tomarlo; toda esa reacción la provoca el encuentro de las dos grandes compañeras, la cafeína y la adrenalina. Una de las primeras medidas que tomamos con mis pacientes que sufren de trastornos de ansiedad es esa: no más café. "¿Nunca más en la vida, doctor?". Al menos hasta que consigamos poner su cuerpo en el balance apropiado. Yo mismo tuve que dejarlo durante muchos meses, me costó porque me encanta, pero después de corregir lo que debía, volví a él. "¡Doctor, yo necesito ese café! ¡Dejo el juguito, pero no el café!". Lo siento. La regla general y casi inequívoca dice que **todo aquel que sienta que *necesita* el café, es quien más contraindicado lo tiene.** Por cierto, si, además, sufre de gastritis –agravada por el estrés–, esta es una razón más para huir de este oscuro líquido.

No se haga un drama, hay descafeinados muy buenos. Esos sí puede tomarlos. Mejor si los compra en grano y los muele en casa y aprende a disfrutarlos. Pero cerciórese de que sea un "descafeinado por lavado"; su barista de cabecera o el encargado de la tienda sabrá bien qué está pidiendo. Deje los prejuicios y la idea tonta de que el descafeinado no tiene gracia alguna. Bébalo lentamente y con cada sorbo agradezca que su adrenalina está en paz.

En caso de que usted no tenga ningún desequilibrio en el eje, y el café solo le provoque una amistosa subida de ánimo, no deje de lado las indicaciones que le di en mi anterior libro, para que esta bebida siga siendo su amiga, consúmala en la mañana (en estas condiciones le dará una alegría al cortisol) y evítela después del mediodía. Y, si por alguna razón se excedió en su dosis de cafeína y su cuerpo se lo hace saber –está acelerado, confuso, trabajando en cámara rápida–, le daré una solución para bajar ese puntapié que le dio el café: tómese un líquido ácido, puede ser el siempre recomendado vaso de agua con limón y un poquito de vinagre de sidra de manzana orgánico. Esto ayudará a que la barrida de la cafeína sea más rápida. Sin embargo, lo mejor es nunca excederse. El café es delicioso, disfrútelo, no tome más de la cuenta. Observe qué le dice su cuerpo.

No quiero despedir este apartado sin hacer esta advertencia. Supongamos que usted asumió con responsabilidad el mensaje que acabo de darle y quiere dejar el café, pero piensa reemplazarlo por el té. Sepa que el té negro, el rojo, el azul y el matcha tienen una buena cantidad de cafeína; si los consume no habrá solucionado nada. El verde tiene menos (pero tiene). Mientras su cuerpo vuelve al equilibrio, déjelos en la alacena con un letrerito de "no es más que un hasta luego...".

Subir la colina

Ahora examinemos algunas maneras de ayudar a nuestro sistema nervioso parasimpático, el encargado de dos valiosísimas funciones: el descanso y la reparación. Le voy a presentar a la **colina**, pero vamos paso a paso.

El día que se asignaron los nombres de todos los sistemas y órganos que componen nuestro cuerpo, el gran damnificado fue el nervio vago. Es una injusticia que lo llamen así. Él es un titán del trabajo, es como la gran fibra óptica del sistema parasimpático, nace en el tallo del cerebro y distribuye sus órdenes por todo el cuerpo, se comunica con las arterias, el corazón, el páncreas, la glándula suprarrenal, el tracto digestivo, el sistema inmunológico y un interminable etcétera.

¿Vago? Habría que replanteárselo. Este tiene su propio neurotransmisor, a través de él se "comunica", y es la acetilcolina.

Cuando usted presenta un desequilibrio en el eje, por alguna de las razones que hemos enumerado en este texto, el vago sí se pone vaguísimo. En estas circunstancias un nutriente como la colina podrá darle un poco de ánimo y ayudarlo a recobrar la fuerza. "¿Y esta proviene de otra de esas plantas raras de las que usted habla?". No, una de las fuentes más ricas en colina es uno de los alimentos que usted más conoce y que se ha ganado una injusta mala fama. "¡¿El juguito de naranja, doctor?!". De ninguna manera, pero usted se lo toma, usualmente, mientras consume esta gran fuente de proteína: el huevo. Este contiene una buena cantidad de colina que es ideal para el desarrollo de toda la red nerviosa del cuerpo –y deje atrás la creencia de que el huevo es el culpable del colesterol alto–.

Yo suelo recetar colina todos los días, en cápsulas o en polvo, con el fin de levantar al vago y reforzar al parasimpático. "¿Y no es mejor consumirla directamente del huevo, doctor?". Recuerde que para lograr los resultados deseados necesitamos *dosis terapéuticas* de colina o fosfatidilcolina, y será mejor una pastilla que pedirle que se coma 15 huevos al día, ¿no? La acción de este nutriente se verá reforzado con el uso de complementos y minerales como el magnesio, la vitamina B6 y el ácido fólico. En compañía, todos estos elementos contribuirán con el buen ánimo del parasimpático.

Si no puede dormir en las noches y se siente abatido en el día, si tiene molestias gastrointestinales, si está deprimido, si ha perdido el deseo sexual, es muy probable que necesite un poco de colina. "¿Y cómo sabré cuál es mi dosis, doctor?". Depende. Sé que a usted no le gusta que use esa palabra, pero es cierto, *depende* de cada caso y de la pericia del terapeuta para usarla.

Este nutriente es clave para poner a punto al sistema parasimpático. Si él está "aceitado", ayudará a la regeneración de todas las células del cuerpo y será la chispa que encienda a los batallones del sistema inmune; de esta manera podrán dar de baja a los sospechosos invasores que deambulen por nuestro cuerpo. La colina también es un imnunoestimulante. Una razón más para utilizarla.

Es cierto que, para estos casos, también se podría utilizar otro compuesto que se llama **fosfatidilserina**; le dejo aquí su nombre, para que sepa de su existencia y no lo tome por sorpresa si algún especialista le habla de ella. Pero la que yo uso todos los días es la colina.

Un alto en el camino

La película antiestrés continúa, pero antes de seguir, quiero hacer volver a una vieja indicación crucial y la pondré en negrita: todas estas soluciones que le estoy brindado servirán para recobrar el equilibrio de nuestro eje desde el origen del problema, pero **si en nuestro cuerpo hay una infección crónica que es la causante del estrés, ella es la que debemos tratar primero; después nos ocupamos de la respuesta estresora.** Esa es la secuencia lógica: 1) apagamos el incendio; 2) con el fuego controlado, reparamos los daños. Téngalo muy presente.

Y sigo con los avisos de "¡atención!". Durante estas páginas le he hablado de plantas milenarias, nutrientes y minerales; le he contado que las receto a diario –generalmente en cápsulas– y, me reafirmo, han sido esenciales en la recuperación de mis pacientes. Muchos de ellos sufrían de trastornos mentales como la depresión y la ansiedad, que no dejan de crecer en el mundo. Las adaptógenas y los complementos tuvieron una gran importancia en el tratamiento que empleamos para su recuperación. No fueron los únicos recursos, por supuesto, pero desempeñaron un papel decisivo. La gran mayoría de mis pacientes recuperan su balance emocional sin medicinas psiquiátricas.

Lo dejé planteado al inicio del libro: me aterra que la formulación de estos medicamentos, en muchos casos, sea tan descuidada. A mi consultorio han llegado personas que toman escitalopram, un popular inhibidor selectivo de la recaptación de serotonina (ISRS), porque su especialista se lo recetó en la primera cita al escucharle decir que llevaba más de una semana triste y con poco sueño. ¿En serio? ¿Esa era la mejor solución? Sé que en muchas situaciones los cuadros de los pacientes sí son graves y requieren que se les formule alguna "píldora feliz" de manera temporal, pero hoy vivimos en la feria de las pastillas. "Ayer me desvelé, doctor": tome su antidepresivo. "Me angustia el examen de mañana": tómese este ansiolítico. "Hoy insulté al conductor que tenía a mi lado durante el atasco". Vaya, esa es la primera seña de la furia al volante, tome su calmante. Esto no puede ser la Medicina.

Esta metodología no ayuda a nadie y solo beneficia a las farmacéuticas. A los pacientes pocas veces les explican que, estén o no enfermos, esas pepitas tendrán que tomarlas por un periodo prolongado, que no las pueden suspender de manera intempestiva –dejarlas requerirá un buen tiempo– y que son altamente adictivas. "¿Cómo así, doctor? ¿Por qué? Yo comencé a tomarlas hace una semana". ¿Usted también? Pueden generarle una dependencia porque operan de la misma manera que una adicción emocional –se lo conté en el segundo capítulo–. Para que su cuerpecito no sea infeliz, muchas de estas drogas se encargan de que nunca les falte serotonina a sus células. "Pero eso está bien, doctor, así no me da la 'depre'". No está nada bien. Porque si la solución para que no le dé la "depre" es seguir aferrado a unas pastillas, *usted* no está haciendo nada para curarse y tal vez no haya entendido el mensaje de este libro. La pastilla estará haciéndolo todo. Y su cuerpo, su cerebro, sus células, se acostumbran.

Su organismo es la farmacia más grande y está en capacidad de volver a generar esa serotonina si usted y su médico trabajan para devolverle su balance (este texto le da las herramientas básicas para lograrlo). Pero si sus células tienen serotonina a diario, sin hacer ningún esfuerzo, cuando se la quite se van a enfurecer y a gritarle: "Dámela o te hago un episodio de pánico". Su enfermedad es responsabilidad *suya*, no de unas pastillas. Nuestra enfermedad tiene todo que ver con nosotros. "La enfermedad es el esfuerzo que hace la naturaleza para curarte", supongo que conoce la frase. "Jung, doctor, Jung".

Los resultados de esta avalancha de medicamentos los veo cada día en mi consultorio. Atiendo pacientes jóvenes, muy sanos, capaces, a los que les brindaron como única alternativa un antidepresivo o un ansiolítico. Y no son más felices, todo lo contrario. Insisto: sé que hay muchísimas personas que comenzaron sus tratamientos con unos psiquiatras estupendos que desde el inicio les dijeron: "Estas pastillas serán temporales", y trabajaron sus casos, y salieron de la depresión y la ansiedad fortalecidas; pero lamentablemente, estas historias no abundan. El grueso de los pacientes que sufren de trastornos mentales, y que llegaron donde sus especialistas porque habían perdido la capacidad de adaptación al estrés, terminaron medicados (con o sin razón).

Antes de aceptar la pastilla feliz, haga uso del verbo favorito de nuestro libro: "parar". Pare. Obsérvese. ¿Cómo está viviendo? ¿Qué está sucediendo para que usted se sienta así (triste, desolado, cansado, angustiado, asustado)? Revise sus hábitos. Revise su historia, su manera de relacionarse con los demás, revise sus creencias. Todos atravesamos períodos de rabia, de dolor, de fracaso y desolación, la vida no es perfecta –y qué bueno que no lo sea–; todos nos estrellamos contra el piso –a mí me tumbó la meningitis; y la patada de algún contendor cuando practiqué artes marciales–, pero todos podemos levantarnos, y levantarse no significa abrir la boca y tomarse una pastilla feliz y pensar que ella solucionará todo. La solución es nuestra. Cuando le hable del placebo, dentro de pocas páginas, se lo voy a demostrar.

El sol, el cuerpo, las pantallas

Otra de las simples estrategias que lo ayudará a corregir el desbalance del eje será exponerse a la luz del sol. Si usted está leyendo esto en un país caribeño, saltará de alegría. Si, por el contrario, está en medio del invierno sueco, sentirá una leve decepción. Los rayos solares son estupendos, activarán su vitamina D que, si somos precisos, no es una "vitamina", es una hormona que fabrica su organismo gracias a la labor del hígado, la piel y los riñones. ¿Asombrado? El cuerpo humano está lleno de estas sorpresas.

La vitamina (hormona) D tiene muchas funciones, refuerza el sistema inmunológico, ayuda al fortalecimiento de los huesos y las articulaciones, y contribuye con el buen desempeño del metabolismo, entre otras. La clave para activarla no se halla en el tiempo que usted permanezca bajo el influjo del astro rey –eso puede causarle una insolación–; lo que importa es que este llegue a varias zonas de su cuerpo. De poco le servirá tomar el sol durante cuatro horas en el parque si usted lleva un traje y solo sus manos reciben la luz solar; por el contrario, si lo toma durante un período corto en *shorts* o en traje de baño, habrá logrado su cometido.

Si es posible, si la rutina se lo permite –si usted no es un médico de turno o un periodista de guardia–, trate de levantarse poco antes de que salga el sol, para que su cerebro note la llegada del día, e intente terminar su jornada cuando empieza a anochecer. Sé que esto es difícil con los horarios esclavistas del siglo XXI, pero si tiene la fortuna de hacerlo, no lo dude. Esto le ayudará a respetar su ciclo circadiano y lo verá reflejado en la calidad del sueño y de su estado de reparación. No le voy a dar otro sermón sobre cómo la luz de las pantallas del computador, del televisor, de las tabletas y de los celulares afectan su melatonina; simplemente trate de no excederse en el uso de estos aparatos durante la noche –y siga negociando con su pareja la posibilidad de sacar la tele de la habitación–.

Al seguir estos consejos seguro que dormirá como un oso en hibernación. Pero no olvide apagar su celular o ponerlo en modo avión –y sacarlo de su habitación– y, le diría que, si quiere dar un paso extra, desconecte el módem con la señal de wifi y los repetidores: estas ondas no son perceptibles para su mente consciente, pero sí podrían ser molestas para el inconsciente; esa radiación puede alterar las redes neuronales; ¡no es exageración mía! Hay evidencias al respecto. Lo triste es que sus vecinos, muy seguramente, no habrán desconectado la red de ellos, así que al final tendrá algún tipo de radiación rondándolo. Pero si está en su finca, si vive en una casa campestre, alejada de tantos módems y señales repetidoras, hágalo, ayudará a su sueño.

Por cierto, hasta ahora estamos empezando a comprender el efecto que dichas ondas tienen en nuestro comportamiento. Esta tecnología lleva muy poco tiempo entre nosotros. Ojalá no suceda lo que pasó alguna vez con el cigarrillo; si usted revisa los avisos comerciales de los años cincuenta o sesenta, notará que el tabaco tenía una buena fama y era recomendado por los médicos. Y vaya desastre que causaron los cigarros. Por ahora solo podemos esperar más evidencias sobre los efectos de esta radiación posmoderna.

Terapia de flotación

Si usted no sufre de claustrofobia, y si en la ciudad donde vive hay un centro especializado que ofrezca la terapia de flotación, pruébela. Esta también sumará para la recuperación de su sistema de adaptación al estrés. Yo la viví hace algunos meses y es una experiencia muy interesante: es como volver al útero y estar en medio del líquido amniótico.

La técnica fue inventada en los años cincuenta por el neurofísico estadounidense John C. Lilly, quien comenzó a experimentar con los llamados tanques de aislamiento sensorial. Él trataba de entender cómo reaccionaba el cerebro de una persona que entraba a una estas cabinas, en donde podría acostarse sobre el agua y flotar en penumbras, como si estuviera retornando a su vida fetal.

Ese principio se conserva en los nuevos tanques de flotación. El agua tiene una profundidad aproximada de 30 centímetros, su temperatura es de 37 grados Celsius –la misma o similar a la de nuestro cuerpo– y una muy alta concentración de diversas sales que permiten que nuestro cuerpo flote como si estuviera en el mar muerto. Ahí estaremos suspendidos, levemente sumergidos en el agua, a puerta cerrada –otra vez, si hay algún claustrofóbico en el público, mejor no lo intente–, en una grata oscuridad, abandonados en el líquido, solos, con nuestros pensamientos y nuestra respiración. No hay ruido externo. No hay distractores. Es como flotar en el espacio. Es una cápsula pequeña, pero usted puede sentir que gira. Y salir del tanque es como volver a nacer, pero sin causarle dolor a mamá.

Esta terapia también la utilizan para la recuperación de los deportistas de alto rendimiento; por eso, si usted pertenece al grupo de los *Ultra men*, tome nota. También se usan para diversas técnicas meditativas y otros fines terapéuticos. Inténtelo, pasará un buen rato; más que una moda es una relajante experiencia.

El aro

Tengo un anillo de compromiso. De compromiso conmigo mismo. Lo uso para cuidarme, para revisar cómo funciona mi cuerpo. Cuando escuché sobre sus funciones me interesé por él, pero me resistía a creer que fuera tan útil. Le hablo del Oura Ring, una creación de la compañía finlandesa Oura Health, que ganó notoriedad porque lo empezaron a utilizar ciertos personajes ilustres como los cofundadores de Twitter, Biz Stone y Jack Dorsey, y el príncipe Harry, que con su cambio de vida lo necesitará más que nunca. A mí poco me importa si lo usa gente famosa, lo que sí me interesan son los datos que me aporta.

Este anillo, provisto de sensores led infrarrojos y un fotodiodo, aprovecha la información que le dan las arterias del dedo que lo porta, y las transmite vía *bluetooth* a nuestro teléfono móvil. Este *gadget*, como lo explicó tiempo atrás el presidente de la empresa, Petteri Lahtela, nació con el ánimo de "ayudar a la gente a comprender cómo responde su cuerpo ante su estilo de vida". Una de sus bondades es la medición de la calidad y la cantidad de nuestro sueño, en todas sus etapas. Se supone que el anillo es capaz de captar, hasta 250 veces por segundo, la calidad de nuestro pulso, por ejemplo. Todos los detalles que brinda tienen implicaciones clínicas. Con el paso de los días, cuando comienza a conocernos, el Oura nos dice si deberíamos dormir o movernos más, o menos. Basado en esas evidencias, nos puede invitar a que tengamos más momentos de meditación –u oración–, relajación, esparcimiento, o que nos pongamos en actividad.

Lo uso desde hace varios meses y he aprendido de sus resultados. Además, no es nada invasivo: él no se activará para contarme que tengo una llamada de la tía Bertha o que llegaron cien correos electrónicos nuevos. El anillo hace su trabajo discretamente y, desde la tecnología, es una invitación a observarnos y a detenernos, si es necesario. Le aclaro que hablo del Oura de manera libre, porque se me antoja, porque creo que puede ayudarnos en nuestro combate contra el estrés, pero no tengo relación alguna con la compañía que lo fabrica; la recomendaciones dudosas y pagadas se las dejo a la horda de *influencers* inescrupulosos que abundan en la red.

Los aceites esenciales

Sé que muchas personas creen que estos se usan en las pócimas de algún curandero *hippie*. Pensar así, en pleno siglo XXI, y desconocer las cualidades de los protagonistas de este apartado es un grandísimo error. Solo hay una farmacia más potente que la del reino vegetal, y es nuestro organismo, pero en las plantas hay un poderío enorme. De ellas, de su parte más pura y en altas concentraciones, provienen los llamados aceites esenciales. Si usted está leyendo este párrafo con desconfianza y está a punto de gritarme: "¡Muéstreme la evidencia, chamán!", con mucho gusto se la doy. Sé que le gusta leer, y por eso le recomiendo este detallado volumen de 505 páginas escrito por Scott A. Johnson: *Evidence-Based Essential Oil Therapy* (2015). Es una biblia botánica y da buena cuenta de la utilidad de estas sustancias. De otro lado, yo le garantizo que sirven porque, al igual que las adaptógenas, los receto todos los días y veo los avances de mis pacientes.

Sé que mucha gente ha comenzado a utilizarlos –y no de la mejor manera– porque los ha popularizado el poderoso *marketing* de unas cuantas compañías internacionales multinivel. Usted sabrá qué marca escoger, pero antes de usarlos déjeme aclararle algo. Los aceites esenciales operan de manera diversa en cada uno de nosotros. Por eso cuando algún promotor de estos productos afirma que tiene la solución para el dolor de cabeza, habría que preguntarse: ¿para el dolor de cabeza de quién? ¿De la persona que sufre de cefalea tensional? ¿De aquel señor que tiene dolor debido a la hipoglicemia? ¿O de la joven que acusa esta molestia debido a la toxicidad hepática? No en todas las personas funcionará igual, hay que examinar cada caso.

La primera recomendación que le hago es que jamás los consuma por vía oral a menos de que estén formulados por un médico que conozca ampliamente estas terapias. Segundo, muchos de los esenciales se utilizan mezclándolos con un aceite vehicular o base, que generalmente es de almendra, coco u oliva; este cumplirá la misión de transportar a los primeros. Notará que así se los aplican cuando los frotan sobre su piel. Mi sugerencia es que consulte con su terapeuta sobre cuál es el uso que más le conviene a usted: si debe tomárselo –no todos pueden ser ingeridos–, si debería aplicárselo en la piel, si debería poner algunas gotas en un vaporizador o difusor; lo ideal es que los utilice con base en los resultados que usted y su especialista estén buscando.

"¡Yo quiero relajarme, doctor! ¿Qué me recomienda?". Como conozco su historia al detalle, seguramente le recetaré aceite esencial de lavanda, pero en otros casos podría elegir mandarina, naranja, bergamota o menta piperita; este último funciona muy bien con varios aceites cítricos. Le reitero que los esenciales no son de "talla única" –a usted le sirve uno, pero a su esposa, seguramente, le ayudará otro– y tienen múltiples usos, no solo relajantes. Yo los receto de acuerdo con la patología de cada paciente, en terapias personalizadas; por eso no recomendaré las mezclas estrella de aquellas compañías multinacionales multinivel, que huelen estupendo, que están superbien elaboradas, pero que nos intentan vender como soluciones milagrosas para cualquier mal.

Hoy el libro de los aceites esenciales de Scott Johnson supera las 500 páginas; en algunos años, cuando continúe sus investigaciones, tendrá centenares más. La indagación apenas empieza. Estos aceites son muy eficientes, trabajan a nivel celular y a nivel mental, contribuirán con la regeneración del sistema inmunológico y en la lucha contra diversas infecciones causadas por virus, hongos, parásitos o bacterias. Bien utilizados serán otra ayuda para hacer desaparecer a la bestia prehistórica que lo persigue cada día y no lo deja en paz (¡Toma tu lavanda, Rex!).

Y note que todas las soluciones que le he brindado hasta ahora no son excluyentes; por el contrario, trabajarán mejor en colectivo, en grupo, como lo hace nuestro cuerpo. Adaptógenas, minerales, nutrientes, aceites esenciales, terapias de flotación, ayudas tecnológicas, todos sumados aportarán a la causa y serán más eficaces que una pastilla de la felicidad. Ahora sí, hablemos del placebo, lo teníamos pendiente.

El placebo

Este es un de los temas que más me apasiona, que demuestra la capacidad de nuestra mente y de nuestro cuerpo para curarnos. Seguramente usted ha escuchado el término, pero no sé si lo entiende claramente. Voy a pedirle ayuda a la RAE para hacer el primer acercamiento. Según su definición, el placebo es "una sustancia que, careciendo por sí misma de acción terapéutica, produce algún efecto favorable en el enfermo, si este la recibe convencido de que esa sustancia posee realmente tal acción".

Supongamos que usted me pide una píldora mágica para el dolor de cabeza y yo le aseguro que le voy a dar la mejor que tengo en mi arsenal para curarle esa molestia, pero en realidad le entrego una cápsula con alguna sustancia química inactiva, como el azúcar, por ejemplo. Al cabo de unas horas usted me llama y me dice que soy un *crack*, que le di la mejor pastilla del mundo y que gracias a ella se le quitó la jaqueca. Vaya, vaya. Pero si yo solo le di una cápsula azucarada... ¿Por qué se fue su dolor de cabeza? Usted mismo se sanó. Pero no lo supo. Hay miles de casos similares. Y podríamos llevarlo a escalas mayores. El doctor Joe Dispenza hace un repaso de muchos de ellos en su libro *El placebo eres tú* (*You Are the Placebo*, 2014). Él recuerda un episodio emblemático, el del doctor Henry Beecher, en la Segunda Guerra Mundial. El cirujano tenía que operar de urgencia a un soldado malherido, pero el hospital se había quedado sin morfina. Debían intervenirlo de inmediato o moriría. Una enfermera le inyectó solución salina al paciente haciéndole creer que era el anestésico.

Funcionó. El soldado cayó adormilado (sin fármaco alguno), y así pudieron realizar el procedimiento y salvarlo.

Hay muchos ejemplos más. Conozco la historia de personas que afirmaban tener molestias en la vesícula y llegaron al quirófano en busca de su recuperación. Las anestesiaron, pero jamás las operaron. Sin embargo, se curaron. ¿Milagro? ¿Trampa? ¿Mentira cochina? No, el efecto placebo.

Cuando una gran farmacéutica va a lanzar una nueva droga para ayudar a curar alguna afección, siempre se comprobará su efectividad contra la del placebo. Se lo explico mejor. Imagine que el novedoso medicamento se llama T220 y será probado en un grupo de 400 personas. A la mitad de ellas se les dará el T220 y a la otra mitad, sin que lo sepan, se les suministrarán pildoritas azucaradas (placebo) que no deberían generar ningún efecto. Si por alguna razón el estudio indica que el 85 % de quienes recibieron el placebo presentaron una mejoría significativa y solo el 15 % de quienes tomaron el T220 mostraron una favorable recuperación, ese medicamento no saldrá al mercado. Pero, ¿cómo puede una pastilla de azúcar o almidón provocar una mejoría? Ese es el poder de la mente. De la creencia.

En el 2016, el director Martin Scorsese presentó su película *Silencio*, en la que aborda de manera descarnada el significado de la fe. En ella, dos sacerdotes jesuitas portugueses emprenden un viaje al Japón, en el siglo XVII, con el fin de hallar a uno de sus maestros, que ha desaparecido y al parecer ha renunciado a su práctica religiosa para salvar su vida. No voy a profundizar en el desarrollo de la historia, le sugiero que vea el filme, pero sí quiero centrarme en la fortaleza de las creencias de algunos personajes de la cinta. Son un puñado de fieles que habitan pequeñas aldeas escondidas donde practican el cristianismo, que está prohibido por el régimen. Tienen una fe inquebrantable. Un nivel de espiritualidad difícil de hallar. A pesar de los maltratos y de las horribles torturas a los que son sometidos, muchos de ellos aceptan su suerte porque están convencidos de que hacen los correcto; de que, sin importar qué pasara con sus cuerpos, irán a su destino final, al reino de los cielos. Uno de los protagonistas de la película dijo conmovido que eso, en realidad, es tener fe. Y más allá de si adoraban a Dios, al Buda, a Ra o Alá, lo que los mantenía con vida era la fuerza de su creencia. El poder de creer (no lo digo en términos religiosos). Lo repito. *El poder de creer.*

Creer es poder

El placebo se basa en ese poder. Y funciona en nuestro cuerpo de la misma forma que le he descrito en varios momentos de este libro: ante un estímulo, ante una emoción, se desencadena una respuesta cerebral, el hipotálamo (el presidente de la multinacional) la procesa, le manda la señal a la hipófisis (la gerente), quien distribuye el mensaje a las glándulas u órganos indicados, y los receptores de las células de todos ellos acogerán a los neuropéptidos producidos por ese estímulo inicial. Aquella idea, aquella emoción, aquella creencia que dio origen a todo este mecanismo, producirá un efecto real en nuestro cuerpo. El placebo no es un engaño. Nos demuestra de qué somos capaces y pone en evidencia, de nuevo, el poderío de nuestro cuerpo, que bien orientado puede fabricar lo que necesitemos, incluso la serotonina, sin usar las pastillas felices. El placebo es una invitación a ser humildes y recobrar el significado y el valor de la palabra "creer".

Conocer estas evidencias me ha hecho repensar mi oficio. Me ha recordado que el primer medicamento que todos los médicos, terapeutas, especialistas o sanadores podemos ofrecerles a nuestros pacientes es la *esperanza*. Su sanación comienza con el primer apretón de manos en el consultorio, con la confianza que les podamos inspirar. Si nosotros como profesionales, con actitud egocéntrica y arrogante, pensamos que nuestra sabiduría y los poderes concedidos por Hipócrates son los que sanan a nuestros pacientes, no hemos entendido nada. Nosotros contribuimos con ese proceso, los acompañamos, los orientamos, los inspiramos; pero no sanamos a nadie. Ellos se sanan. Y sanarán más fácil si tenemos la suficiente humildad para que crean en nosotros y el tratamiento que vamos a emprender. No importan los títulos, los diplomas, los doctorados que tengamos: si un paciente no cree en nosotros, no se recuperará. Por eso dije antes que conozco a muchos sanadores que no son médicos, y a muchos médicos que no sanan a nadie.

Hoy sé que el mayor regalo que puedo recibir de un paciente es su confianza. Que crea en mí. Yo lo ayudaré en su proceso, le recordaré que soy un acompañante, pero que su sanación dependerá de él, de su dedicación, de los pasos que dé (que demos) para conseguirlo. No hay nada más bello que decirle: "¿Estás listo para empezar tu curación? ¿Estás listo para que caminemos juntos hacia tu mejoría? ¿Estás listo?". Porque de nada servirá recomendarle diez píldoras distintas y pedirle que regrese en dos meses para que revisemos su caso. En ese instante le habremos dado todo el poder a esas pastillas.

No debemos olvidar que el medicamento no es ni la base ni el pilar del tratamiento, es tan solo un acompañamiento de este. Si yo amo y respeto a mi paciente, siempre le voy a dar una esperanza. Y buscaremos el tratamiento adecuado; y si requiere medicinas, las recetaremos. Pero la fuerza más grande, y en eso quiero ser enfático, nos la dará el verbo creer. El poder de creer.

Para cerrar, y volviendo al tema de los medicamentos, recuerde que en nuestras células no hay receptores específicos para el acetaminofén, el alprazolam o la atorvastatina. La composición de todos esos medicamentos se basa en moléculas que nuestro cuerpo produce o en equivalentes biológicos que tenemos dentro de nosotros. Sabiendo eso le pregunto: ¿Será que si usted tiene una deficiencia de serotonina, que le produce depresión o ansiedad, la única solución será acudir a una pastilla? ¿No estaría dispuesto a aprender cómo puede producirla usted mismo para nutrir completamente sus redes neuronales? Porque, lo sabe bien, su cuerpo es la farmacia más grande que existe. Solo tiene que creer. Esa es la gran enseñanza del efecto placebo; que no es un engaño, no es un embuste, es una ventana abierta a entender que usted y yo nos podemos curar más fácil si creemos. Le dejo varias referencias científicas y artículos que abordan este efecto en la bibliografía que cierra el libro.

El nocebo

Este es el lado contrario del placebo. Es el efecto mediante el cual usted, a partir de una emoción o un estímulo, y usando los mismos protagonistas de siempre, el hipotálamo, la hipófisis y los neuro-péptidos que van a los receptores de las células, puede provocar la llegada de una enfermedad o de un trastorno mental. Este proceso lo describimos en el capítulo dos cuando hablamos de las adicciones emocionales. En este caso sus creencias pueden afectar su bioquímica de mala manera y generar una alteración en su organismo. Todo, a partir de una interpretación. ¿Se acuerda? De una percepción del mundo, de su mirada particular ante una realidad.

El efecto placebo es creer para mejorar. El nocebo es creer para destruirnos. Por eso es tan importante observarnos. Parar. Callar y escuchar esa vocecilla interior que quizás nos esté diciendo: "Me duele la panza, ¡tengo cáncer! ¡Tengo cáncer!". La vocecilla (la creencia arraigada) desencadena todo el proceso anterior y comenzamos a afectar a nuestro cuerpo.

La invitación que le hago en este libro, y especialmente en estos últimos apartados, es a dejar de lado el miedo y el dolor que cada día está inventando, y a creer con firmeza –porque es cierto y sano– que usted puede –todos podemos– activar la "industria farmacéutica" que alberga en su cuerpo, si le envía las señales adecuadas desde su mente. Pero si cada minuto que vive lo desperdicia pensando: "¡Tengo leucemia! Mañana morirá Copito Segundo. La vida es una m*. Mi depresión es un castigo y lo merezco. Yo nací así", será muy difícil que pueda hallar el camino de su sanación; no se curará aunque le den millones de las más novedosas pastillas del mercado. No sentirá ningún alivio así se gane tres veces la lotería en una semana. Lo invito entonces a reflexionar sobre el inmenso poder de su mente. La que crea en todo momento al tiranosaurio rex; la que puede desvanecerlo.

Y recuerde siempre el ejemplo de Joe Dispenza, a quien he nombrado mucho, porque nos enseñó cómo podemos sanar nuestro cuerpo, que es materia y energía (más de lo segundo que de lo primero), dándole las instrucciones exactas y precisas desde nuestra mente, y a través de la repetición. De tal manera pudo reparar su columna, que tenía destruida después de haber sufrido aquel terrible accidente.

¿Dieta antiestrés?

Quizás usted pensó que dentro de las soluciones para recuperar al *boss* autónomo hallaría una dieta antiestrés. Lamento derrumbar su anhelo. No existe nada parecido. Pero, faltando pocos días para entregarle a la editorial el manuscrito de este libro, me decidí a escribir unas líneas con el fin de recordarle cuáles son los hábitos alimentarios que estresan a su cuerpo y que debería evitar. Por cierto, estas páginas de última hora sí sacudieron la paz del "eje" de mi editor, Patxo Escobar –compañero de viejas batallas–, quien me preguntó: "¿Otro apartado, Carlos? Tenemos que *parar* en algún momento".

La mayoría de estas recomendaciones se las di en *El milagro metabólico*; si lo leyó, estos párrafos serán un breve repaso. Si nunca lo vio, entonces ponga atención y complemente esta síntesis con aquel texto. Seguiré diciéndolo y gritándolo: el estilo de vida actual nos está matando. Trabajamos como robots y ni siquiera reparamos en qué comemos. Nos envenenamos. Es hora de entender que los buenos hábitos alimentarios tienen que ser el pilar de nuestra forma de vivir. La comida que nos llevamos a la boca es mucho más que sabores, texturas y calorías. El alimento es *información* para el organismo; a partir de ella nuestras células podrán trabajar bien o mal, y de ese desempeño depende el estado de nuestra armadura física, que además se complementará con esa otra información que le damos al cuerpo a partir de la mente. En estos dos factores se halla la salud verdadera.

Si usted come pura basura, si durante décadas su dieta ha estado basada en la comida chatarra con sabor artificial a chocolate, su organismo no podrá regenerarse, no logrará llevar a cabo todos los procesos que debe cumplir y, obviamente, se va a estresar. Para que esto no le suceda comience por lo más básico: elija alimentos reales. "¿Y mi hamburguesita de multinacional con bebida gaseosa no es real, doctor? ¡Está muy rica! Y es barata". ¿Y por qué cree que es tan barata, Watson? Escuche: aleje de su mesa a los químicos industriales y a la comida que lleva raros colores añadidos; nada de alimentos procesados, *bye-bye* al azúcar –el veneno de Occidente y una de las drogas más adictivas del mundo–, a las mieles, a los jarabes, a los endulzantes y colorantes artificiales, a los juguitos de naranja, mandarina y demás –que son una bomba de fructosa–, al mundo de lo *light*. Chao margarinas, grasas hidrogenadas, aceites de canola, soya, girasol o maíz, y lácteos de la señora vaca –que generan inflamación con o sin lactosa, debido a la caseína–. *See you later* frituras de freído profundo, comida de microondas, alimentos enlatados, alcohol en exceso, gluten del siglo XXI, bebidas isotónicas y proteicas para corredores del Ironman y aficionados al gimnasio –tienen azúcar en exceso, con sal, y un coctel de elementos artificiales–; estas últimas son ideales para un nuevo deporte llamado "levantamiento de cápsulas para la diabetes". *See you never* hábito enfermizo de comer más de tres veces al día; ¿para qué?

Una vida verde

Yo le propongo todo lo contrario, una alimentación donde abunden los mejores carbohidratos del mundo: los vegetales; estos deberían representar el 50 % de cada uno de sus platos, como mínimo. De forma ocasional, el 25 % de sus comidas puede contener cereales integrales como el arroz o la quinua; y almidones como el plátano, la papa o la yuca. Siempre incluya en su dieta las proteínas, vegetales o animales, pero no olvide intercalarlas si usted es omnívoro. Puede incluir fruta en sus desayunos, o en el almuerzo o la cena, en reemplazo de las harinas. Incorpore sin temor en su régimen las nueces, las semillas y los hongos –pero evite el maní–.

Que nunca le falten mis buenas amigas las grasas saludables –el aceite de coco, de aguacate, de oliva, el *ghee*, el cacao, entre otras–, que tienen grandes poderes antiinflamatorios, son benéficas para el metabolismo, son ricas y sacian al comensal. Y para darle el toque final a todo esto, use la sal, pero al final del plato, sobre los alimentos, así usará menos y le sabrá mejor –mejor si utiliza sales como la del Himalaya–. Combínelas con los magníficos poderes nutricionales de los condimentos y las especias. No tenga miedo, investigue, pruebe. Así brindará a su comida propiedades de alta cocina y alta Medicina.

"¿Y qué tomo doctor? ¿Ningún juguito?". Para qué, si el agua es tan rica. Mi bebida favorita es el agua con limón para mantener el adecuado pH ácido del estómago. Mejor si es filtrada; compre un buen filtro, su cuerpo se lo agradecerá y el planeta también, así utilizará menos botellas de plástico; y agréguele un chorrillo de vinagre de sidra de manzana orgánico "con la madre". "¡Qué aburrido, doctor!". Tranquilo, un par de veces a la semana lleve un buen vino a su mesa y brinde con la gente que ama –sin excesos–. "¿Guaro, doc?". Si usted no vive en Colombia, déjeme explicarle que así llamamos al popular aguardiente. Eh, no. Guaro, no.

Y para combinar con todas estas delicias le voy a hablar de un tema que considero fundamental, el ayuno. Hay colegas que afirman que quienes viven en alerta constante, y escapan todo el día del tiranosaurio rex, no deberían practicarlo. Yo estoy parcialmente de acuerdo. Si usted tiene un desequilibrio en el eje, está produciendo cortisol todo el día, no puede con su alma y se estresa hasta en una terapia de flotación, seguramente el ayuno puede desequilibrarlo más. No lo incluya en su rutina.

Pero si después de leer este libro, de trabajar con su terapeuta, su médico, cambiar los hábitos y empezar a entender su inconsciente, logra su recuperación, dele un chance al ayuno –de la mano de su especialista–. Hablo de hacerlo de manera consciente, planeada; insisto, cuando haya logrado el equilibrio en su cuerpo y su mente. El ayuno es bien bonito porque estresa ligeramente al organismo, pero es un estresor noble, bueno.

Para mí, ayunar es la máxima sofisticación dentro del mundo de la alimentación y la nutrición. Es poder simular efectivamente el modelo biológico de nuestros ancestros –el que deberíamos seguir todos–. Es el "siguiente paso". Después de que usted ha comprendido cómo alimentarse, cuando ya es un experto en escuchar las necesidades alimentarias de su organismo, puede tener períodos en los que deja de comer para permitirle a su cuerpo que se ocupe de él mismo sin entretenerlo con ningún otro estímulo externo –y que duerma la "reina" insulina–. El ayuno, en combinación con la meditación, y con la búsqueda de mayores niveles de energía para el cuerpo, resulta maravilloso. Este será un sendero con muchos beneficios después de que usted haya recuperado su capacidad de adaptación al estrés. No lo intente, se lo repito, si tiene trastornos de ansiedad o depresión, o si se despierta lúcido y activo a las tres de la mañana.

Cuando "Rex" sea solo un recuerdo, cuando usted haya aprendido a alimentarse bien, dé una pequeña inmersión en el ayuno. Primero será el ayuno nutricional, pero con él vendrá el ayuno de la personalidad, el de la liberación del pensamiento y de las emociones tóxicas. Con él podrá practicar el ejercicio favorito de este libro: *parar*. Le dará permiso a su cuerpo, a su mente y a su campo energético para reconectarse, hallar el balance y escapar del exceso de mundo exterior que vivimos cada día.

Quizás esta no era la nutrición que usted estaba esperando. De ella no le hablarán en el supermercado. Yo le propongo una manera de nutrir su mente, su energía y su ser. El alimento recurrente de nuestro cerebro son las emociones, los pensamientos, las decisiones o los juicios que hacemos a diario; todos estos se traducirán en múltiples respuestas y en diversas proteínas que no le harán ningún bien a su cuerpo; todo lo contrario, pueden causarle una enorme y estresante indigestión.

Un cambio interior

Estamos llegando al final del viaje. En estas últimas páginas retomaré muchos de los conceptos que le he presentado a través del libro y trataré de atar las piezas que quedaron sueltas. Supongo que a esta altura usted ya tiene claro que el estrés no es uno solo, que no se presenta por una sola causa, que no afecta a un solo sistema y que no se corrige de una sola manera. También sabrá que un poco de estrés puede ser bueno para el cuerpo, puede sacarlo de la comodidad y darle enseñanzas a su sistema inmunológico. De lo contrario, devuélvase al primer capítulo y comience de nuevo.

Hay una frase que me gusta mucho, no sé su fuente original, al parecer es un principio de la Medicina ayurvédica, y podría utilizarla como un útil meme para su vida: **"Cuando la alimentación no es correcta, la Medicina no funciona; pero cuando la alimentación es correcta la Medicina no es necesaria"**. En ella se resume la forma en la que yo practico la Medicina. Para mí los soportes fundamentales que definen nuestra salud son la alimentación y el estilo de vida. Y en este modo de vivir está incluida la manera como nos relacionamos con nosotros, con los demás y con el entorno.

Pero, como se lo contaba hace algunos párrafos, todo comienza por la boca, por la comida que elegimos; si esa elección es errada no esperemos que nuestro cuerpo esté en perfectas condiciones. Ese es el inicio del desequilibrio. Y si nuestra rutina está plagada de todos esos malos hábitos que hemos mencionado: el exceso de trabajo, la falta de reposo, las pocas horas de sueño, la exposición a las radiaciones... –usted se los sabe de memoria–, bienvenida la bestia prehistórica de la que tendremos que escapar cada día.

Si usted no se esfuerza para corregir lo anterior, no habrá adaptógenas, minerales, terapias ni fármacos que lo ayuden a alejarse del estrés, y a retornar a la comunión con su cuerpo. Si usted no cambia, nada va a cambiar. Hipócrates decía que, si en realidad queríamos mejorarnos, primero teníamos que estar dispuestos a renunciar a las causas de nuestra enfermedad. Viejo sabio.

Y no se trata de renunciar a la vida que lleva. Ni de emprender aquel viaje a las Bahamas para olvidar las preocupaciones, ni de separarse de su pareja, ni de mandar al demonio a su jefe, o buscar un nuevo de trabajo o mudarse de ciudad. El cambio comienza con la transformación de su universo interior y con aceptar que usted –y nadie más– es el responsable de su estrés. Cuando usted cambia desde el interior, todo su universo exterior también se modifica. Cuando usted dice que "el mundo me estresa, doctor", y lo culpa de su angustia, está olvidándose de que el problema no es "el mundo" –que ya estaba ahí antes de que usted naciera–, de que el gran lío es causado por *su* interpretación sobre lo que el mundo significa para usted, para nadie más. Tiene que asumirlo con los ojos abiertos. ¿Vale? De otra forma ni este libro, ni otros textos, ni los retiros espirituales en India podrán ayudarle.

Otra evolución

En las páginas anteriores le presenté un arsenal de soluciones para recobrar el balance del sistema nervioso autónomo a partir del cuerpo, y al abordar el tema del placebo hicimos un leve paseo por la mente. Sigamos por ese camino. Para explicárselo mejor tendremos una pequeña clase de biología. Tome asiento.

Con su teoría de la evolución, el investigador Charles Darwin (1809-1882) planteó que solo las especies más fuertes lograban sobrevivir en nuestro planeta. Su interesante hipótesis fue un punto de partida para comprender cómo usted y yo seguimos aquí y hoy podemos estar reunidos en torno a esta lectura. Sin embargo, muchos estudiosos que han revisado sus planteamientos evolutivos los consideran inexactos, incompletos, y nos invitan a mirar de nuevo los postulados anteriores del francés Jean-Baptiste Lamarck (1744-1829). Esta revisión nos ayuda a entender que la permanencia de las diversas especies en la Tierra no ha dependido solo de sus aptitudes para luchar –la vida no es un campo de batalla–, sino de su capacidad para adaptarse al entorno. Y ese mismo postulado lo podríamos llevar a nuestro nivel celular. El *entorno* es crucial. El *entorno* determina los hechos.

Retornemos a la célula. Quiero mostrarle, poco a poco, sus ínti-
mas relaciones con nuestra mente y nuestras creencias, que serán
decisivas en la ecuación del estrés. Le dije que las células son in-
creíblemente inteligentes, que trabajan en grupos, que funcionan
en clanes –una sola, aislada, no cumplirá su misión– y que su labor
dependerá de su relación con el (otra vez) entorno. Durante mucho
tiempo creímos que su parte más importante era el núcleo, pero hoy
sabemos que el gran cerebro de esta pequeña unidad orgánica es la
membrana celular.

El primero aloja nuestro código genético, que le permitirá a la
célula generar una copia de ella misma cuando cumpla su período
programado de vida. La célula muere, pero deja su duplicado. Entonces, el núcleo es como el órgano reproductor celular. Y la membrana,
por su parte, es la gran barrera que permite la salida o la entrada de
sustancias a la célula, y cumple una labor muy compleja en la producción, la expresión y la utilización de proteínas que permitirán la
realización de muchos procesos celulares decisivos. La membrana
es la gran estratega de la célula.

"¿Y qué papel desempeñan las proteínas, doctor? Me perdí". Se lo
explico de inmediato. La producción de proteínas es la que determina la vida. ¡Ellas son la expresión de la vida misma! Y cada una cumple
un papel esencial en nuestro cuerpo. Las hormonas, los neuropéptidos –que produce el hipotálamo por cuenta de las emociones–,
y los péptidos, por ejemplo, son proteínas. Estas se encuentran en
nuestros músculos, en la saliva, le dan la estructura a nuestra piel,
a las articulaciones, sirven de barrera y de comunicación entre los
órganos, ayudan al proceso de coagulación de la sangre. ¡Proteínas!
Son como pequeñas trabajadoras incansables de una construcción.
Sin ellas no estaríamos aquí.

"Pero ¿quién las produce, doctor?". Adoro su pregunta y nos llevará a otra interesante e histórica discusión. Primero: se creía que
las proteínas eran producidas *en su totalidad* por los genes –ya se

lo cuento de manera más detallada–. Segundo: durante muchísimo tiempo, a partir de esa evidencia, los defensores del determinismo genético (o biológico), concluyeron que eran los genes los que definían nuestra biología. Nos convencieron de que nuestras enfermedades, fortalezas, actitudes, rasgos, y un interminable etcétera, dependían de ellos.

Nuestro cuerpo cuenta con alrededor de 120 000 proteínas, por eso varias décadas atrás se pensaba que teníamos el mismo número de genes –al menos los deterministas lo creían–. Y parecía lógico. Si un gen produce una proteína, pues la cantidad de unas y otros debía ser equivalente. Pero hubo un gran error de cálculo. En junio del año 2000 se conocieron los resultados del ambicioso Proyecto del Genoma Humano, que debía corroborar aquella tesis. No fue así. La investigación reveló que el número de genes en el organismo es de entre 25 000 y 30 000. ¿Y, demonios, dónde estaban los 90 000 restantes?

Entonces, si no eran los genes, ¿qué fuerza sobrenatural podría determinar nuestra biología? Estas revelaciones fueron un duro golpe para el mundo científico, que esperaba la confirmación de que hubiese un gen por cada proteína; de aquella forma se sabrían más fácilmente las razones que causan nuestras enfermedades. ¡Sorpresa, genios! Ahora, con estos estudios sí nos dimos cuenta de algo muy revelador, nuestra composición genética es casi igual a la de las ratas (eso explica muchas cosas). "Muy bonito, doctor rata, pero sigo sin captar la idea". Me explico: de todas las afecciones que sufrimos debido a las alteraciones de las proteínas, solo algunas eran causadas por los genes. *Algunas*, no todas. Matemáticas simples. Hay más de 120 000 proteínas y solo entre 25 000 y 30 000 genes. No podemos seguir culpando a estos últimos por todas las enfermedades de la especie humana. Sin embargo, este hallazgo fue importante porque les dio otra pista a los investigadores: era más importante la función que desempeñan el resto de proteínas.

Dentro del núcleo celular se encuentra el ácido desoxirribonuclei-
co (ADN), cuya cadena fue descrita por James Watson y Francis Crick
el 28 de febrero de 1953; seguro que todos la vimos en los libros del colegio. Esta molécula alberga nuestra información genética. También
en aquel núcleo están los genes. Un gen, por cierto, es un segmento
de ADN que "codifica" o que ayuda a producir una o varias proteínas
–o contribuye con su regulación–. Le hago este repaso para contarle
sobre los reveladores datos que darían paso a una nueva forma de
apreciar nuestra biología. Lo que encontraron los nuevos estudios es
que alrededor de cada gen existen unas proteínas que determinarán
la función de dicho gen. ¡Santas alcachofas, Batman! Para explicarlo
más fácilmente le podría decir que el gen no depende de sí mismo,
de su propia voluntad, el que influye en su conducta es el *entorno*. De
esta interacción saldrán las proteínas que determinarán el destino
de las células, de los órganos, de los diferentes sistemas de nuestro
organismo. Le dejo este gráfico para que lo pueda visualizar mejor.

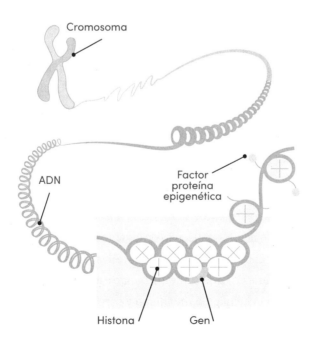

En torno al entorno

Esa es la base teórica que soporta la epigenética de Bruce Lipton –lo recordará, ¿no?–. Quizás usted tenga el gen defectuoso de la abuelita Margarita que lo hace más propenso al cáncer. Pero activarlo o dejarlo muy tranquilo dependerá de la manera en la que usted viva, de cómo reaccione ante los estímulos del medio, del entorno. Para ilustrarlo mejor, suelo usar el caso de dos gemelos, Víctor y Héctor, dos personas que tenían el mismo código genético. Ambos heredaron el gen de la abuelita Margarita. Víctor falleció a los 107 años: muerte natural. Héctor murió a los 42: cáncer en el estómago. ¿Por qué uno desarrolló la enfermedad y el otro no? Por su manera de relacionarse con el *entorno*. Héctor trabajaba demasiado, viajaba todo el tiempo, bebía mucho alcohol, comía mal, nunca se ejercitaba, no dormía, y nunca pudo superar la muerte de su pececillo Nemo. Víctor vivió de una manera distinta. No es solo una cuestión de genes.

Nuestra biología no funciona así. De ninguna manera. Tampoco opera bajo los preceptos de Newton de causa y efecto, de A+B=C. En nuestra biología humana esa sumatoria podría ser A+B=W. Todo dependerá de muchísimos factores y, por supuesto, de nuestro entorno. De cómo interpretamos la realidad. ¿Recuerda de lo que hablamos cuando murió Copito? ¿De esas emociones que pueden traer consecuencias físicas? La neurocientífica estadounidense Candance Pert (1946-2013) lo explicaba así en una entrevista:

> Todas las moléculas poseen un aspecto vibracional y otro de partícula o fisiológico. Evidentemente actúan en los dos planos. En el plano fisiológico, las moléculas de las emociones se desplazan por el cuerpo y encajan en los receptores de las células tal y como una llave encajaría en su cerradura. Cuando esto ocurre, producen un cambio en la célula. Lo magnífico y sorprendente es que estas moléculas de las emociones afectan a todas las células del cuerpo.

Copito, capítulo mil. Desde su hipotálamo, a partir de su tristeza por la muerte del fiel amigo, usted produce unos neuropéptidos, es decir, proteínas, que llegarán a los receptores de su célula y la alterarán. Y modificará su código genético. Y podrían activar aquel gen que nunca debió despertarse. Quizás no fue la ausencia de Copito, tal vez todo sucedió por el maltrato de su jefe, la traición de su pareja, la frase de odio inesperada de un amigo, o simplemente fue la lluvia que mojó sus caros "Manolos". Pero la ruta es igual. El resultado, el mismo. Y ya sabe cómo funcionará su "eje" ante estos estímulos. Brotará el cortisol. A correr, otra vez, porque se acerca "Rex". Se afectará su sistema de reparación y con él la tropa inmunológica. El mejor caldo de cultivo para una enfermedad, para una infección crónica. Estrés creado por usted mismo.

Comenzamos por la célula, pasamos por el núcleo, le mostré la importancia de las proteínas, le expliqué por qué los genes no se mandan solos, le presenté al protagonista de este segmento, el buen "entorno", y desembocamos en las emociones que nos vuelven a llevar a las células. ¡Vaya libreto! Esto parece una telenovela, de esas de antes. Pero este círculo nos demuestra que al final son nuestras creencias, la emoción que se relaciona con ellas y nuestra interpretación de la realidad las que controlan nuestra biología.

Tal vez me repito un poco, pero para mí es muy importante que este concepto le quede muy claro. Es real: sus pensamientos se convierten en materia. Cada uno de ellos provocará una reacción bioquímica de su cerebro; este enviará una señal para todo su organismo a través del sistema nervioso autónomo. El resultado es que su cuerpo actuará, responderá, de acuerdo con esa información. Y esto se convierte en un círculo vicioso. Si usted sigue generando el mismo pensamiento que activa esa misma emoción, este proceso se convertirá en un círculo vicioso y usted siempre producirá los mismos químicos en su cuerpo, pero todo comenzó por arriba, por su manera de interpretar la realidad, por el pensamiento; así alterará sus señales genéticas y por ende su biología y su energía.

Conclusión: la enfermedad no era producto del gen de la dulce Margarita. Y son muy pocos los médicos, los especialistas, los terapeutas, que nos hablan de ellas, que nos marcan el camino para entender cómo nosotros mismos nos podemos hacer daño. ¡Pero también nosotros mismos podemos ser la cura! (ser el placebo; lo retomaré dentro de algunas páginas).

"¿Y qué puedo hacer para evitar esta manera de interpretar mi realidad, doctor?". Vea *The Matrix*. "¡Es en serio, Jaramillo!". Yo también lo digo en serio, recuerde que al inicio del libro hablamos del *observador* y de este filme. Pare. Observe y obsérvese. Pero cuando esté en ese proceso, cuando detecte que usted mismo está creando el drama, no se castigue, no se culpe, no se enfade consigo mismo, todo lo contrario, siéntase orgulloso por haber comenzado a verse, a aceptarse, a entenderse. Identificar esa emoción le servirá para cambiar la información que les está dando a sus células.

Y en ningún momento lo estoy señalando, ni juzgando; solo le hago ese llamado a partir de lo que yo aprendí. ¿Por qué llegué al hospital y salí cuarenta días después? ¿Por qué ese virus entró a mi cerebro? Por vivir de la manera inadecuada, por no relacionarme mejor conmigo mismo, por no tener una buena conexión con mi entorno, por no tomar decisiones a tiempo; y todo, absolutamente todo, tenía que ver con mi manera de ver el mundo, con mis *creencias*. Vuelvo a ponerme las manos en forma de paréntesis cerca de mi boca, en este momento le estoy gritando –como lo hace el entrenador de un equipo de fútbol, enérgico, pero con cariño–: no repita mi historia (y no se quede calvo).

Mucho corazón

¿Le gustan las historias? Me deja contarle una. "¿De qué se trata esta vez, doctor? ¿Más de Neo y Morpheus?". No, esta podría inaugurar un nuevo género, policiaco-celular. Preste atención. Nuestro cuerpo cuenta con más de 38 trillones de células. Cada una tiene su función. Todas hacen parte de diversos sistemas en los que se relacionan con otras. Juntas ostentan un poder impresionante. Y tienen memoria. Así lo evidencian los cuadros de muchos pacientes que han recibido trasplantes de órganos. Con el paso del tiempo comienzan a cambiar de comportamientos y adoptan algunos de los hábitos del donante. Es apenas obvio, ese órgano recibido tiene toda la biología, la información del entorno y los neuropéptidos de la persona que lo donó.

Pero hay un caso que me sorprendió. El de un paciente que fue sometido a un trasplante de corazón y poco después empezó a tener sueños vividos de que lo estaban matando a tiros. Al revisar la historia del donante supo que, en efecto, había sido asesinado. A través de las imágenes que veía en sus sueños, un grupo de investigadores policiales pudo reconstruir el crimen y encontrar al asesino. Todo se logró gracias a ese corazón ajeno. Un órgano que a lo largo de los años se había regenerado varias veces, y no solo con la biología de las células cardiacas. Guardaba ese historial más la información de su entorno, los datos recogidos a partir de la biología del pensamiento. De nuevo: ¡las creencias!

La gran receta (no hay receta)

Cuando empecé a escribir este libro y a organizar su estructura, sabía muy bien que terminaría con un capítulo en el que intentaría brindarle algunas soluciones efectivas para controlar su estrés. Las que mejor conozco, las que más han ayudado a mis pacientes, las que yo mismo he puesto en práctica. Pero no quiero que asuma esta lectura como si fuera un libro de recetas. Jamás le diría que recuperará el balance de su cuerpo con 500 gramos de adaptógenas, 250 gramos de magnesio, una taza de agua con limón, dos gotas de aceites esenciales y observación al gusto. No hay una preparación infalible porque todos, usted y yo, su pareja y su suegra, y la tía Bertha –quien ayer vino a mi consultorio a preguntarme por la ashwagandha–, somos distintos y vemos la vida desde perspectivas diferentes, pero todos tendremos mejores resultados en nuestra contienda contra el estrés si entendemos que, al final, este es un asunto nuestro. De cada uno. Debemos asumir nuestra responsabilidad sobre ese estrés que estamos sintiendo. Se trata de nosotros. No de una causa externa. Rex está ahí porque lo invitamos a nuestra cama.

De otro lado, si usted ha leído con atención, este capítulo de las soluciones es un complemento a todos esos consejos que le fui dando en los diversos apartados de *El milagro antiestrés*; por eso, si decidió comprar el libro y saltarse las anteriores secciones, tendrá un panorama incompleto de lo que aquí planteo. Devuélvase. Lea con paciencia. Creo que no le costará mucho ir pasando las páginas. De esa manera podrá entender que este final está muy unido con el inicio. Y este final, también, es un principio.

Finalmente, nuestra vida es un invento. "¿Perdió la cabeza, doctor?". Le pongo un ejemplo. Quizás hoy se levantó temprano y de malas pulgas. Discutió con su pareja –"¿Otra vez café? ¡No lo soporto, me da gastritis!"–, con su hijo –"¡No puedes perder más asignaturas!"–, con el perro; le gritó al portero, sintió rabia con el tipo de la emisora de radio que escuchaba en el auto –"¡Periodistas mentirosos!–. Llegó al trabajo y siguió furioso. Pidió el ascensor y cuando se abrió la puerta vio a su jefe. ¿Discutió con él? No. Le sonrío a su altísima majestad. Puso cara angelical. Dijo: "¡Qué corbata tan bonita, jefe!". Y él lo invitó a un café: "Claro, jefe, me encanta el café". Y hasta lo puso a usted de ejemplo en el comité ejecutivo. De repente, desde su encuentro con el jefecito usted no paró de sonreír. ¿Qué le pasó a su mala onda? Pero, de regreso a casa usted volvió a pelear con el universo. Con el locutor de la radio –"¡Siempre dice la misma estupidez!"–, con el portero de su edificio, con su pareja –"¿No compraste los huevos orgánicos?"–, con su hijo –¡Cómo fallas un penalti!–, con el perro –"Copito Segundo, ¡te has vuelto a mear en mis pantuflas!"–. ¿Por qué ese cambio de actitud? ¿Por qué fuera de la oficina es un energúmeno? ¿Por qué no intenta tratar a todos como si fueran su jefe? Usted ha inventado esos patrones de actitud, a partir de lo que vivió y entró en su subconsciente cuando era chico –quizás repite la actitud de su padre–, de las creencias que fue incorporando a su vida mientras crecía, de su manera de ver el mundo. Es el resultado de su propio invento. Pero, como se lo he mostrado en distintas partes de este texto, usted puede cambiar ese invento. Lo puede lograr si se hace responsable de sus emociones, de sus sentimientos, de sus interpretaciones. Cambiar le corresponde a usted. A nadie más. Lo mismo sucede en su batalla con el estrés.

El presente

Otro de los grandes inventos es el tiempo. "Ah, no doctor, ya está llegando demasiado lejos, venga le muestro la hora en mi reloj. ¡Ahí está el tiempo!". Juguemos de nuevo a las preguntas y las respuestas. ¿Qué determina la vida? "La producción de proteínas, doctor, lo dijo hace poco". ¿Y cómo podemos afectar ese "orden" proteínico en nuestro cuerpo? "Según usted, y el señor que tiene apellido de té, eso depende de nuestra relación con el entorno, doctor". ¿Y qué entiende usted por entorno? "Pues es el ambiente en el que estamos, pero tiene que ver con nuestros pensamientos, que generan emociones y fabrican eso que usted llama creencias". ¿Y de dónde salen estas dos últimas, en general? "De la manera en la que interpreto el mundo. De lo que he vivido". Este libro no sería nada sin usted. Es así.

Lo que hemos vivido es *pasado*. Eso lo han definido muchísimos autores, pensadores y sabios maestros. El pasado no es la hora que ya pasó, la que puede ver en su reloj. No es ni diez, ni mil, ni un millón de años atrás. El pasado es una proyección que está en nuestra mente y que se ha manifestado día a día como eso, una imagen guardada en nuestro cerebro. El pasado como tal no existe, lo único que existe es el momento presente, o el eterno presente.

El tiempo es una ilusión de la mente. Sí, hay ciclos que podemos denominar como días, meses, años, lustros, décadas, siglos. Pero el tiempo es una construcción mental. No somos el ayer –que ya fue, que solo queda en los recuerdos de la máquina cerebral–, no somos el futuro –que no ha sucedido, es una proyección de la mente–, ni siquiera somos nuestro cuerpo –porque este cambia todo el tiempo–. Solo existe el presente. Como lo decía el maestro Oogway en *Kung Fu Panda*, "el ayer es historia, el mañana es un misterio, pero el hoy es un obsequio, por eso se llama presente". ¿Y cuál es ese presente (el regalo) que nos da el presente? El de elegir bien, desde nuestra conciencia, desde nuestra biología; elegir el hoy. Aquí. Ahora. En el presente no hay espacio para la angustia, el estrés, la ansiedad, el pánico o la depresión.

Esta no es una reflexión mía, la mayoría de autores que le he presentado aquí explican, de una u otra manera esa realidad. Si llega a ser nueva para usted, prometo dejarle herramientas de estudio en la bibliografía que complementa este apartado. Es muy interesante. La traigo a estas páginas para pedirle que por favor deje de vivir con base en un pasado conocido y de proyectar el futuro soportándose en él. Es un ejercicio que solo reforzará sus creencias adquiridas y que lo hará prisionero de las creaciones de su mente. Digamos que usted fue un día al restaurante más famoso de su ciudad, quería pasar una velada agradable, pero se encontró con Pacho, el tipo que le hacía *bullying* en el colegio. Y al verlo, usted, sin querer, golpeó la botella de vino que había en la mesa, y estalló en mil pedazos contra el piso y todos los comensales se quedaron observándolo, y entre ellos, a los lejos, lo veía Pacho. Para usted fue un infierno. Por eso cada vez que lo invitan a ese restaurante usted dice que no va porque le trae malos recuerdos y porque seguramente pasará un mal rato. Otra vez, es una creación de su mente, a partir de un hecho pasado. ¿Usted puede predecir el futuro? ¿Por qué cree que esa situación se repetirá cuando vuelva a ese restaurante? El pasado y el futuro se convierten en una pelota de pimpón que va de un lado a otro y nunca deja de rebotar en la mesa.

Si se observa un poco, hallará decenas de ejemplos como ese en su vida. Y le pido que esté vigilante ante estas situaciones porque, como se lo conté en los capítulos anteriores, para su subconsciente, que es bastante inocente, ese episodio que usted está creando es real y está sucediendo en este momento. Así contribuye a generar una emoción basada en algo que no es cierto, y le estará dando malas señales a su cuerpo (a sus pobres células, desde su entorno).

Quiero que tenga en cuenta que el profundo deseo de controlar el futuro solo le traerá frustraciones. Ya lo decíamos: el ego (el suyo, el mío, el de la tía) tiene dos grandes disfraces: el miedo y la culpa. ¿Y qué es el miedo? También la podríamos llamar ansiedad. Es la intención de nuestro ego de controlar un evento del futuro o del pasado. Pero eso nunca podrá lograrlo. Piense por un segundo, ¿a qué le teme? "En general, doctor, a lo que se sale de mis planes: a que me descubran una enfermedad terminal, me aterroriza pensar que algo pueda afectar a mis hijos, me da miedo que se caiga el avión en el que viajo o que me devore un león en África". ¿Y ya fue al África? "No, doctor, se lo dije, los leones". En fin, nada de eso lo puede gobernar. Esos miedos los sentimos todos. Pero si usted persiste en su intento por querer controlar lo incontrolable, a su vida la devorará una bestia más feroz que el rey de la selva, su ego, pero disfrazado de ansiedad.

Yo lo aprendí, con el paso del tiempo. Solo cuando reconozco los patrones de mi subconsciente que me hacen ser "Carlos", tal como soy, me convierto en el observador de mi subconsciente; dejo de actuar a partir de una programación, de una especie de *software* que está instalado en mí –muy adentro–, y puedo ser el que observa esa programación y tengo la posibilidad de cambiarla. Voy a darle una herramienta poderosísima para lograrlo. ¡Y es gratis!

La meditación

¡Ommmm! "¡Nos pusimos *hippies* otra vez, doctor!" Meditar no es de *hippies*. La meditación es una de las mejores "drogas" contra el estrés. Y la deberíamos practicar todos. Voy a confesarle algo: uno de mis mayores logros como médico ha sido el convencer a la tía Bertha –quien desoye mis consejos todo el tiempo– de los poderes de esta práctica. Desde hace varios meses comenzó a meditar. Lo hace en el parque, con sus amigas regias, bajo la orientación de un instructor italiano que dice ser amigo del mediático Sadhguru. Sé que lo está disfrutando y he notado grandes cambios en ella.

Muchos estudios científicos han revelado los efectos positivos que tiene esta práctica sobre nuestro cuerpo y su capacidad de afectar al campo cuántico –si no recuerda el término, regrese unos cuantos capítulos–. Si todos tenemos trillones de células activas en el cuerpo, si cada una de ellas se comporta como una pequeña batería dotada de carga energética, pues es obvio que nosotros expresemos toda esa energía. Las células están compuestas por átomos, y dentro de estos se mueven a toda prisa los electrones. Ese movimiento genera un campo cuántico que nos une, que determina lo más profundo de nuestro ser, una energía que nos hace conectarnos entre todos (usted, conmigo; yo con usted; y nosotros con todo el universo) y entender que somos parte un campo mucho mayor, infinito. Al meditar, podemos influir en ese campo cuántico.

Los estudios de neuroimágenes han permitido entender qué sucede en nuestra "torre de control" durante el estado meditativo. Muchos de estos análisis se llevan a cabo sin que ningún dispositivo esté tocando el cráneo del paciente estudiado. No es necesario porque el cerebro emite un campo de ondas –las mismas que generan la empatía, el rechazo o la atracción entre dos personas; o la reacción del león y la gacela– que permiten dicho análisis. Los resultados de muchas de las pruebas demuestran que quienes tienen una rutina meditativa potencian su memoria, su nivel de aceptación, su capacidad de tolerancia ante el dolor, reducen su estrés, los estados de ansiedad y favorecen la calidad del sueño.

Joe Dispenza es uno de los investigadores que ha estudiado con más juicio las posibilidades de la meditación. Ha realizado centenares de estudios de neuroimágenes y ha reunido mucha evidencia científica sobre el tema. Él tiene una definición muy bonita sobre esta práctica: dice que meditar es "familiarizarse con". Hacerse familiar con usted, con su realidad, con su cuerpo, con su entorno, su pensamiento, su presencia; con su exterior y su interior. Meditar, asegura, es un paso para dejar de ser ese programa subconsciente automático y empezar a ser el observador de su vida, y tener un infinito mundo de posibilidades. Sus estudios demuestran que todos podemos cambiar nuestro "programa", nuestra ideología, hacia la octava semana de práctica ininterrumpida, después de repetir el mismo patrón, con la misma disciplina, con la misma intensidad. Es casi el mismo tiempo que toma cambiar cualquier hábito en nuestra vida.

¿Respiramos?

Vamos a patearle el trasero a los clichés. Quizás usted crea que eso de meditar (en caso de que no lo haya hecho) es sentarse en un espacio totalmente blanco, con ropa del mismo color, sobre un cojín que tiene poderes mágicos, con las piernas cruzadas, en una posición superincómoda, frente a una velita o un incienso y una imagen de Buda, y repetir incansablemente: "om, ommmm, om". Y además pretenderá que su vida cambie súbitamente después de haber meditado extensas sesiones de diez minutos durante tres días. No es una exageración, algunas personas me lo han dicho: "¡Doctor, eso no sirve de nada! Llevo cinco mañanas diciendo 'om' y mi vida sigue igual. Me voy a tomar mi ansiolítico". Esa es la primera señal de que no entendieron nada sobre meditar.

Esta es una práctica milenaria muy hermosa y no excluye a nadie. Si, por ejemplo, sus creencias religiosas le hacen pensar que meditar va en contra de su fe, pues sepa que eso que usted llama oración es un acto meditativo. Por lo tanto, continúe orando, le servirá. Esa es su forma de hacerlo y es muy respetable. Cada uno lo intenta a su manera.

Yo no soy un gurú ni un maestro de esta disciplina, pero sí procuro meditar todos los días durante un rato. ¿Quiere que lo intentemos? Le voy a dar un par de instrucciones muy sencillas. Primero, no se trata de poner "la mente en blanco". El torrente de pensamientos que pasa por su cerebro es muy fuerte y difícil de acallar; no intente silenciarlo. No funcionará. Trate, más bien, de "observar", de aceptar lo que pasa en su interior.

Busque un espacio cómodo donde pueda sentarse durante unos minutos (ojalá este se convierta en su rincón meditativo, *su* lugar). Si quiere hacerlo en el piso con las piernas cruzadas estará bien, también puede intentarlo sentado en una silla –mejor si su espalda no está recostada sobre el respaldo–, o incluso acostado. Yo prefiero estar sentado en el suelo, en la posición de Zazen; o a veces me quedo tumbado boca arriba en Savasana, la conocida "postura del cadáver" practicada en el yoga. Sea paciente, es probable que de sus primeras experiencias le quede tan solo un dolor en el trasero o la sensación de que se le durmieron las piernas.

La clave de todo está en la respiración. En hacerla consciente. ¿Ya está sentado? Entonces trate de poner la punta de su lengua en la parte frontal de su paladar, en esa zona donde nacen sus dientes. Con sutileza. No voy a hablarle del cojín, de la posición de la cabeza y de la espalda, de cómo deberían estar sus manos, eso dependerá de cómo se sienta usted más cómodo. Lo invito a que revise el océano de tutoriales que hay en YouTube. Elija el que más le guste. No hay una sola manera de hacerlo. Eso sí, hay un batallón de maestros radicales que le advertirán que si no lleva a cabo la práctica como ellos dicen, no servirá de nada. ¡Huya de tantas imposiciones! Lo que importa es disfrutar de este momento. Cierre los ojos. Concéntrese en su respiración. En el aire que entra por sus fosas nasales. En el aire que sale por ellas. Inspire lentamente. Espire. Seguramente notará una ebullición de pensamientos en su cabeza. No trate de evitarlos. No intente cambiar nada. Vuelva a su respiración. Hay una manera fácil de concentrarse en ello. Cuando inspire y llene su cuerpo de aire, cuente "uno". Cuando espire, "dos". Uno. Dos. O puede usar palabras. Inspire ("Aquí"). Espire ("Ahora"). Practique todos los días durante algunos minutos. Es muy bello meditar cuando el sol apenas va a salir. Y sepa que, al igual que su vida, cada meditación será diferente. Si persiste, con disciplina y cariño hacia usted y hacia su práctica, al cabo de un tiempo habrá hecho consciente su respiración. Esa es la puerta de entrada a su nueva vida.

Antes de hablar de la meditación le di un sermón para que abandonara las imágenes del pasado que lo llevan a proyectar un futuro calamitoso, una mentira. Meditar lo ayudará a controlar su ser.

Meditar es un espacio para acallar los pensamientos, la voz interior que grita desde el ego, que lo critica o lo castiga; es un momento para conectarse plenamente con el presente, con el campo cuántico de su mente, para organizar los "archivos", observar su cuerpo, su vida y, ante todo, agradecer.

Para mí, esa es la manera más fácil y básica de hacerlo. Pero, como dice el proverbio del Zen, "ser feliz es muy sencillo, lo difícil es aprender a ser sencillo"; o como lo expresó el historiador británico Thomas Fuller (1608-1661): "Todo es muy difícil antes de ser sencillo". Así es la meditación. Cuando tenga algo de práctica podrá usarla en cualquier momento. Podrá hacerlo en la oficina, incluso frente a la pantalla de su computador; o en el baño de su lugar de trabajo, cierre el cubículo y respire. Bastan cinco minutos. Y repítalo durante el día.

Si se analiza desde la biología del pensamiento, la meditación contribuye con el orden de nuestro organismo. Ayuda que el hipotálamo se regule, se controle, y a que el flujo alborotado de pensamientos se calme. Esto le servirá para desmontar el mecanismo de defensa o huida y a decirle adiós a Rex. No se está protegiendo. Está soltándose. Está rindiéndose. Y de otro lado, está cambiando sus creencias, liberándose de sus pensamientos recurrentes y recuperando el control. Usted es el que programa, usted está al mando. Ha salido de la matrix. Para eso sirve meditar.

Dar las gracias

Si a la rutina de la meditación le suma el poder del agradecimiento, y a estas dos les añade todas las "soluciones" que le he mostrado, poco a poco el pobre Rex tendrá que comenzar a buscar un nuevo trabajo. Así como usted puede elegir estar en modo energúmeno, también podría escoger el modo de la gratitud, que será un atajo hacia su paz interior. Como lo comprobó el japonés Masaru Emoto en sus experimentos con el agua, la palabra *gracias* tiene un bello efecto sobre la materia. Este sustantivo también es uno de los pilares de una práctica ancestral llamada Ho'oponopono, lo invito a que la revise; su objetivo es borrar de nuestro programa cerebral las memorias del dolor y el miedo, y reemplazarlas por el perdón, el amor y el agradecimiento. Sí, *rehippie*, dígalo. "Pues, doctor, ya lo hizo usted". Creo que no existe un sentimiento más sanador y curativo para el cuerpo y la conciencia que la gratitud.

Desde pequeños solo nos motivan a pedir: "¡Quiero ese carro rojo, mamá!", a exigir, pero no nos enseñan a agradecer. Y ese verbo será clave para mejorar nuestra vida, nuestra salud, nuestra carrera profesional, nuestras relaciones. Deberíamos sentir una inmensa gratitud por cada respiro que damos, por lo que somos y lo que aún no somos; por lo que tenemos y lo que no; gratitud por las simples cosas. A mi hijo Luciano, que tiene un año y medio de vida, mi esposa y yo le enseñamos todos los días el poder de este sentimiento. Antes de dormir, él solito agradece a sus padres, da las gracias por su comida, por su almohada, por su cama, por sus abuelos, por la compañía de nuestro perro Rocco. Nuestra vida se manifiesta a través de la gratitud, uno de los estados más básicos, simples y hermosos de nuestra existencia. Haga la prueba. Dé las gracias. Gracias a su enfermedad y a su recuperación. Gracias a su ansiedad, a su depresión, a su estrés; gracias a su sanación. Gracias al mundo, tal cual es. Que sea su mantra *hippie* desde el inicio del día. Gracias por hacerlo.

Usted es su mejor píldora

Muchas personas que sufren de trastornos de ansiedad o depresión acuden a sus psiquiatras en busca de la pastilla mágica que los rescate del pánico, la angustia y la tristeza. Pocas horas después de tomarse el medicamento milagroso recetado por el especialista afirman que se sienten mejor. Lo curioso es que estos fármacos no actúan de inmediato, sus efectos empiezan a percibirse varios días o semanas después de empezar el tratamiento. Una sola micropastilla de un inhibidor selectivo de la recaptación de serotonina (ISRS), por ejemplo, no está en condiciones de ofrecer alivio en tan corto tiempo. No es ibuprofeno. Lo que se modificó en ese breve lapso no se le puede atribuir a los avances de la industria farmacéutica, lo que sucedió en ese período es que hubo un cambio de creencia en el paciente. Y eso nos lleva de nuevo a las tierras aún vírgenes del efecto placebo, o el simple poder de "creer".

Cada uno de nosotros alberga en su interior la mayor farmacia que existe. Estamos en capacidad de crear nuestra propia medicina, solo que no nos enseñan a fabricarla. ¿Para qué? Es más fácil ir a la esquina y comprarla. Es más fácil, tal vez, consumir diferentes píldoras durante toda la vida. Quiero reiterar que creo en los avances de la Medicina moderna, que seré el primero en decirle que tome la pastilla adecuada si tiene una enfermedad grave y el tratamiento lo requiere –hay situaciones que lo exigen–, pero también seré el primero en alentarlo para que intente despertar su propia farmacia de guardia.

Ese es el trabajo que realizo con todos los pacientes que llegan a mi consultorio y han perdido la capacidad de adaptación al estrés; muchos sufren de crisis de ansiedad, de ataques de pánico o depresión, incluso tienen la sensación no ser ellos mismos, de haber perdido la conexión con su mente y con su cuerpo. Supongamos que usted tiene esos síntomas. ¿Le parece? "¿Por qué no? Así quizás me evito pagarle la consulta". Por eso estoy escribiendo este libro, me gustaría que usted pudiera vivir tranquilo y lejos de cualquier consultorio. No le estoy diciendo que no visite a su especialista, jamás lo haría; solo recuerde que un médico es su guía, pero usted es el que sana.

Lo primero que haremos será tratar de entender *su* caso –lo hago con cada paciente, no hay una fórmula preestablecida–, comprender cómo vive, qué piensa, qué eventos han propiciado este desorden. Y comenzaremos, usted y yo, un tratamiento que propicie el cambio en todo su organismo (su armadura física, su mente y su energía). Del lado de la materia lo primero que haremos será restablecer todas las funciones del "jefe", el sistema nervioso autónomo (y equilibrar las funciones del simpático y el parasimpático), y en esa recuperación entran todas las estrategias que le he descrito aquí: adaptógenas (¡son tan valiosas! Las formulo a diario), minerales, nutrientes, meditación, respiración, agradecimiento, observación, cambio de los hábitos alimentarios –adiós al azúcar y a la cafeína, entre otros enemigos–, la revisión de su sistema de creencias, sus emociones, sus pensamientos, sus decisiones; usted sabe de qué hablo. Haremos, entonces, una reingeniería total de la biología de su mente, de su inmunoendocrinología.

Con todo este trabajo lograremos que el cuerpo pueda relacionarse de una manera distinta desde su energía y su química. Es un proceso que requerirá paciencia y disciplina para reprogramar el *software* madre albergado en el subconsciente. No olvide que este controla el 95 % de sus actos, y su primo el consciente solo está al mando del restante 5 %. Por eso es tan importante arribar al reino del subconsciente: es ahí donde se anidan la mayoría de sus creencias, las que disparan sus respuestas automáticas, como la maldición que deja escapar cada vez que alguien riega el vino en la cena. La programación que este contiene se puede modificar a partir de la repetición, con una emoción elevada y con gratitud, usando como puente a la meditación.

Se lo explico con mayor claridad. La *repetición* lo ayudará a reconfigurar ese disco duro instalado en su cerebro. Pero no bastará con que usted se levante todos los días y se diga frente al espejo: "¡Soy un *crack*! ¡Soy el astro! ¡Soy la bestia pop! ¡Soy una hermosura! ¡Soy la mujer más capaz! ¡Soy el hombre más dichoso! ¡Soy el gemelo de Cristiano Ronaldo!", porque todas esas reiteraciones las estará haciendo a partir de su consciente; y necesitamos que el mensaje vaya al subconsciente. A él podrá llegar, con la práctica constante, a través del estado meditativo. Cuando medita, desde su *consciente*, anclado en el presente (el aquí, el ahora, el "eterno presente", como quiera llamarlo) podrá observar su *subconsciente* y empezar a generar emociones que propicien el cambio: ¡la reprogramación! Para eso sirve el "om", del que usted tanto se ha burlado. Meditar es otra forma de llevar a cabo eso que le he repetido durante todo *El milagro antiestrés*: parar.

Y este será un trabajo muy provechoso. Poniéndolo en práctica usted puede convertir la tragedia de la muerte de Copito en, por ejemplo, una emoción de gratitud por haber tenido la compañía de ese fiel amigo que le dio tantas alegrías. De tal forma, desde su hipotálamo estaría creando neuropéptidos diferentes, que estarían llegando a los receptores de sus células, pero en esta ocasión no serían creados desde la tristeza; los crearía desde una emoción positiva. ¿No le parece muy hermoso? A mí sí. "Uy, doctor, ¿y no hay una pastilla que me ayude a meditar? Era broma. Ya entendí el mensaje".

Todo este proceso del que le hablado estará evitando, precisamente, que use la píldora de la felicidad, porque usted mismo estará permitiendo que su organismo pueda generar los químicos que pide su cuerpo. ¿Para qué comprar un ISRS si usted ha vuelto a producir su serotonina (o cualquier otro neurotransmisor)? Revise todos los párrafos anteriores. Para conseguirlo debe darle orden a toda su estructura y va a necesitar entrenamiento.

Así será el generador del eterno momento presente, el maestro de su creación; así alineará su energía, su corazón, su mente, su campo cuántico que lo conecta con el universo, y podrá ser parte de él en una unidad sin tiempo ni espacio, en un lugar donde todo es posible, donde solo hay integración y posibilidades reales. "Se puso poético, doctor, le salió bonito, pero, ¿en cuánto tiempo puedo lograr eso?".

Para empezar, el tiempo que le demanda a cualquier persona cambiar un hábito, alrededor de ocho semanas. Y, atención, es un lapso muy similar al que necesitarían los antidepresivos para estar actuando de manera eficiente en su organismo. Con la persistencia creará una respuesta desde su mente hacia el campo cuántico y a su biología, y surtirá efecto.

Vaya, qué interesante. Así que usted solito podría mejorarse de su ansiedad o su depresión sin tomarse la pastilla feliz. Obvio, esto dependerá de cada caso. Conozco muchos pacientes que tuvieron que recorrer el camino inverso: estaban desbordados, se medicaron, lograron un equilibrio –artificial, pero equilibrio–, comenzaron a poner en práctica las herramientas, dejaron las pastillas –con la ayuda de psicoterapeutas dedicados– y siguieron por su cuenta, cada día más responsables de su ansiedad, de su depresión, de su estrés, de su vida. Y dedicados al "om".

"Doctor, lo que me ha dicho en este último apartado me parece dificilísimo de lograr". ¿Por qué? "Porque mi trabajo no me dejaría tiempo para todo eso". No hay trabajo que valga una vida, menos si es la suya. Es cuestión de práctica. Al cabo de un par de semanas usted empezará a ver los resultados y se sentirá muy orgulloso de su nueva apuesta personal.

El placebo, parte II

Después de escuchar su queja –válida, no hay duda–, quiero hablarle de nuevo del efecto placebo para darle otra perspectiva del asunto. Sobre este tema quisiera recomendarle, también, los estudios desarrollados por el profesor estadounidense Irvin Kirsch, quien en su libro *The Emperor's New Drugs* (2011) explica en detalle –con estadísticas y análisis– cómo la efectividad entre los antidepresivos y el placebo es muy similar.

Supongamos que usted empezó un tratamiento debido a su ansiedad. Y quizás le recetaron una píldora azucarada y no un medicamento real. Lo más probable es que usted, por la fuerza de su creencia, note que su ánimo cambia y que sus síntomas ansiosos comienzan a remitir –lo digo basado en todas las evidencias que conozco y en las presentadas por Kirsch–. Usted depositó su fe en una sustancia inocua y su realidad tuvo una transformación. La pastilla era un símbolo, una posibilidad; y dicha probabilidad, esa idea, hizo que su sistema nervioso autónomo fabricara los químicos que supuestamente le estaba dando el placebo. Entonces, ¿es este último el que lo curó o es su creencia la que lo/la sanó?

Ahora, si pudo generar esos cambios con una pastilla de mentiras –sí, usted lo consiguió solo/a–, ¿por qué no va a poder hacerlo sin ella? Eso es lo que le propuse antes de este apartado y que le parece "dificilísimo". ¡Usted puede si se hace responsable de su estrés, de su cuerpo, de su vida! ¡Ánimo, Rocky!

"Pero, doctor, si me tomo la pastilla de verdad sí me servirá y me evito el *hare krishna*". No es del todo cierto. Revise el libro de Kirsch: en muchos casos la efectividad del medicamento –ansiolítico o antidepresivo–, comparada con la del placebo, es muy similar. Es aterrador. Eso nos devuelve al inicio de la discusión: millones de pacientes se han curado por el poderío de su creencia, no gracias a las multinacionales que venden drogas felices. De otro lado, estas cápsulas pueden generarle una adicción; adicción desde la célula, que no quiere producir las sustancias que debería porque usted se las está dando gratis –se lo conté varias páginas atrás–. La cura nunca será entregarse a la farmacología psiquiátrica.

Un mundo de sueños

Comencé el libro diciéndole que debido su uso generalizado y exagerado, el concepto de "estrés" ha perdido el sentido. Espero que después de leer tantas páginas este término tenga un profundo significado para usted. Espero que haya podido comprender las implicaciones que este depredador cotidiano tiene en nuestras vidas. Yo lo veo diario. Estudio y observo sus terribles efectos en los pacientes que atiendo. El estrés nos está matando y ninguna píldora de la felicidad podrá evitarlo. Solo seremos capaces de frenar su despliegue mortal si entendemos mejor cómo opera en nuestra mente y en nuestro cuerpo. El estrés, conjugado con nuestro pobrísimo estilo de vida, tiene un triste protagonismo en las infecciones crónicas, en el inicio de un cáncer, de enfermedades autoinmunes o de diversos trastornos metabólicos y mentales. El estrés nos está borrando la razón. ¿Cuántos millones de personas más tienen que sufrir la pesadilla de la despersonalización y creer que no son parte ni de su cuerpo ni de su mente, por la pérdida del balance su organismo?

Este enemigo moderno nos manda un mensaje claro desde hace años: tenemos que recuperar nuestro centro y volver a ser responsables de nuestra salud, de nuestra enfermedad, de nuestra vida. ¿Y cómo se consigue todo aquello? Se lo dije tantas veces que en este momento me gustaría oírselo a usted. "Apretando el freno. Parando. Observando. Desmontando la programación que guardamos en nuestro disco duro; y obvio, poniendo en práctica todo lo que aquí se sugiere, para recuperar el balance en todas las esferas que nos componen". Pero no solo pretendía decirle que esto es posible, y mostrarle las pruebas científicas que corroboran este discurso, quiero que lo viva y que sea usted la mejor evidencia. Créame: lo va a sentir y nunca podrá arrepentirse. ¡Ahora es usted el que puede escribir un libro! Me queda poco por agregar. Quizás que es el momento de abrir los ojos. Como lo dice Morpheus en *The Matrix*: "Has vivido en un mundo de sueños, Neo". Y es hora de despertar.

Hoy, antes de ponerle punto final a este libro, y después de muchos meses de trabajo, recuerdo uno de los peores momentos que viví durante mi estadía en el hospital por aquella meningitis. Eran las 3:00 de la mañana y yo estaba ardiendo en fiebre. Temblaba. No quería cerrar los ojos, temía que si lo hacía sería el fin, moriría. Sentía una gran angustia porque, a pesar de ser médico, no lograba entender qué me sucedía. ¿Por qué a mí? Me preguntaba todo el tiempo. Ahora lo entiendo bien. Y comprendo que yo fui el único creador de esa situación. Hoy honro mi enfermedad y si tuviera que vivirla de nuevo lo haría, una y mil veces. Hoy sé que la vida es mi elección. Solo de mí depende lo que suceda con ella. Solo de mí depende lo que yo pueda aportarle a este mundo que cada día se desconecta más de sí mismo.

Este mundo nos pide, a usted, a mí, retornar a la conciencia y a la coherencia del corazón en cada pequeño acto cotidiano, volver a respetar nuestras vidas, nuestra manera de alimentarnos, nuestros momentos de actividad y descanso, nuestra forma de amar, siempre en sincronía con nuestra mente y nuestro campo energético. "¿Acabamos, doctor?". Ni lo sueñe. Este no es el punto final. Este es el punto del inicio.

Bienvenido a un mundo lleno de posibilidades.

Con todo mi amor,

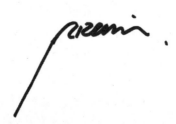

AGRADECIMIENTOS

Primero, quiero agradecerle a usted por tomarse el tiempo de leer este libro y por poner en práctica todo lo que aquí le planteo. Para mí será muy valioso conocer cómo ha sido su experiencia y qué tan grata ha sido su travesía con *El milagro antiestrés*. Estaré muy pendiente de sus mensajes y de su retroalimentación en mis redes sociales y en mi correo electrónico. Los hallará al final de este texto.

Le agradezco a Dios por darme el inmenso regalo de crecer a través de mi enfermedad. Todo lo que aprendí de ella lo pongo en práctica con cada uno de los pacientes que llegan a mi consultorio. Ellos también son mis maestros, me permiten aprender de sus experiencias para llevarles soluciones reales a tantas otras personas.

Gracias a Editorial Planeta y a su dedicado equipo (Bayardo, Alberto, Caro y Hugo) por el generoso apoyo y por su confianza; en especial a Mariana Marczuk, quien con su cariño ha hecho posible esta extenuante aventura. Gracias infinitas a mi editor y amigo, Patxo Escobar, que me acompaña desde mi anterior libro y con quien espero seguir trabajando en muchos otros proyectos –la vida nos juntó, y será difícil que nos separe–. Honro su proceso de sanación mientras me acompañaba en la finalización de este segundo *Milagro*.

Gracias a mis amigos Pablo, *Moni*, Uribe, *Nuts*, Pedro y Juanita, Julio y *Sebas*, y a *Gus* por ser un ejemplo inmenso y un apoyo en mi vida. Gracias a mis padres quienes con su amor siempre han sido mi guía; a Ana y Andrés, quienes son más que hermanos que la vida me ha dado; a mis tres hermanas: *Nena*, *Cuni* y *Nana*, por todo lo que representan; a mi tía *Rosi*, que desde el cielo me sonríe y, claro, a mi prima.

Gracias, maestro Stanley Dudrick –quien ya se encuentra en el origen de su espíritu– por tus enseñanzas. Quiero agradecerles de corazón a mis amigas María Paz y Andrea, quienes son mis maestras y guías en el camino de la conciencia. Y a todas las personas que trabajan conmigo, en casa y en el Instituto de Medicina Funcional, si no fuera por su grandeza, por su ayuda diaria, yo no tendría tiempo para asumir estos retos editoriales.

Por último, todo el agradecimiento a mi familia, a mi perro Rocco; al gran maestro de mi vida, mi hijo Luciano –quien es mi espejo y me invita a ser mi mejor versión cada día– y, por supuesto, gracias a mi *Mona*, mi esposa. Tú salvaste mi vida con este amor que nutre mi alma. Crezco y aprendo cada día a tu lado por tu grandeza y entereza. Eres mi mejor elección, mi ser favorito y sabes que, así como te hallé en esta vida, te seguiré encontrando en las que vengan para continuar creciendo en el espíritu.

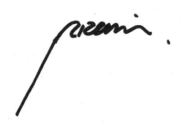

Me gustaría mucho continuar
esta conversación con usted aquí:

Instagram: @drcarlosjaramillo

Youtube: Dr Carlos Jaramillo
               Medicina Funcional

Facebook: @drcarlosjaramillo

Twitter: @drcjaramillo

e-mail: info@drcarlosjaramillo.com

Website: drcarlosjaramillo.com

BIBLIOGRAFÍA

Capítulo 2

1. Albrecht, K. (1979) *Stress and the Manager: Making it Work for You*. New Jersey: Prentice Hall.
2. G. Renard y J. Leid. Les dangers de la lumière bleue: la vérité! . *Journal Francais D'Ophtalmologie*, 5 de mayo del 2016;39:483-488.
3. Planck, M. (1922) *The Origin and Development of the Quantum Theory*. Whitefish, MT: Literary Licensing, LLC (Reimpreso: 7 de agosto del 2014).
4. Planck, M. (1931) The Universe in Light of Modern Physics. Franklin Classics (Reimpreso: 15 de octubre del 2018).
5. Dispenza, Joe (2012) *Breaking the Habit of Being Yourself: How to Lose Your Mind and Create a New One*. Carlsbad, CA: Hay House Inc. (Reimpresión: 2013).
6. Bohr, N., On the Constitution of Atoms and Molecules, *Philosophical Magazine*, julio de 1913:26:1-24.

7. Goswami, A. (1993), *The Self-Aware Universe: How Consciousness Creates the Material World.* Nueva York: TarcherPerigee.

8. Domínguez Rojas, A. L. y Yáñez Canal, J., El inconsciente: Una mirada sobre su historia y sus retos actuales. *Psychologia Latina*, 2011;2(2):172-183.

9. Freud, S. (1899) *Interpretación de los sueños.* Madrid: Ediciones Akal, S.A. (Reimpreso: 2013) Lipton, B. H. (2005) *The Biology of Belief.* Carlsbad, CA: Hay House Inc.

10. Livio, M. (2002). *The Golden Ratio: The Story of Phi, the World Most Astonishing Number.* Nueva York: Broadway Books. (Reimpreso en pasta blanda: 2003).

11. Emoto, M. (2005) *Los mensajes ocultos del agua.* Miami: Santillana USA Publishing Company Incorporated.

12. Hall, J. E. (2016) *Guyton and Hall Textbook of Medical Physiology.* 13.ª ed. Filadelfia, PA: Elsevier.

Capítulo 3

1. Hall, J. E. (2016) *Guyton and Hall Textbook of Medical Physiology.* 13.ª ed. Filadelfia, PA: Elsevier.

2. https://dutchtest.com/resources/sample-reports/

3. Blair, J. C., Adaway, J., Brian Keevil, B. y Ross, R. Salivary Cortisol and Cortisone in the Clinical Setting. *Current Opinion in Endocrinology, Diabetes, and Obesity,* abril del 2017;24(3):161-168.

4. Bastin, P., Maiter D. y D. Gruson. Salivary Cortisol Testing: Preanalytic and Analytic Aspects. *Ann Biol Clin* (Paris). 1.º de agosto del 2018;76(4):393-405.

5. Dantzer, R. y NH Kalin. The Cortisol Awakening Response at its Best. *Psychoneuroendocrinology*, enero del 2016;63:412-413.

6.   Sapolsky, R. M. (2004) *Why Zebras Don't Get Ulcers*. 3.ª ed. Nueva York: Holt Paperbacks.

7.   Dispenza, Joe. *Deja de ser tú*. Barcelona: Ediciones Urano, S. A. (Reimpreso: 2012)

8.   Gibbons, C. H. Basics of Autonomic Nervous System Function. *Handb Clin Neurol*, 2019;160:407-418.

9.   Karemaker, J. M. An Introduction into Autonomic Nervous Function. *Physiol Meas*, mayo del 2017;38(5): R89-R118.

10. Benarroch, E. E. Autonomic Nervous System and Neuroimmune Interactions: New Insights and Clinical Implications. *Neurology*, 19 de febrero del 2019;92(8),377-385.

11. Liu, F. y H. C. Chang. Physiological Links of Circadian Clock and Biological Clock of Aging. *Protein Cell*, julio del 2017;8(7): 477-488.

12. Galano, A. y R. J. Reiter. Melatonin and its Metabolites vs Oxidative Stress: From Individual Actions to Collective Protection. *J Pineal Res*, agosto del 2018;65(1). e12514.

13. Sánchez, A., Calpena, A. C. y B. Clares. Evaluating the Oxidative Stress in Inflammation: Role of Melatonin. *Int J Mol Sci*, 27 de julio del 2015;16(8):16981-17004.

14. Espino, J., Rodríguez, A. B. y J. A. Pariente. Melatonin and Oxidative Stress in the Diabetic State: Clinical Implications and Potential Therapeutic Applications. *Curr Med Chem*, 2019;26(22):4178-4190.

15. Lam, D. y Lam, M. *Adrenal Fatigue Syndrome: Reclaim your Energy and Vitality with Clinically Proven Natural Programs*. Tustin, CA: Adrenal Institute Press.

16. Tomiyama, A. J. Stress and Obesity. *Annu Rev Psychol*, enero del 2019;70:703-718.

17. Hewagalamulage, S. D., Lee, T. K., Clarke, I. J. y B. A. Henry. Stress, Cortisol, and Obesity: A Role for Cortisol Responsiveness in

Identifying Individuals Prone to Obesity. *Domest Anim Endocrinol*, julio del 2016;supl. 56:S112-S120.

18. Jonsdottir, I. H. y A. Sjörs Dahlman. Mechanisms in Endocrinology: Endocrine and Immunological Aspects of Burnout: A Narrative Review. *Eur J Endocrinol*, 1.º de marzo del 2019;180(3): R147-R158.

19. Von Wolff, M., Nakas, C. T., Tobler, M., Merz, T. M., Hilty, M. P., Veldhuis, J. D., Huber, A. R., y J. Pichler Hefti. Adrenal, Thyroid and Gonadal Axes Are Affected at High Altitude. *Endocr Connect*, 1.º de octubre del 2018;7(10):1081-1089.

20. Mastorakos, G. y M. Pavlatou. Exercise as a Stress Model and the Interplay Between the Hypothalamus-Pituitary-Adrenal and the Hypothalamus-Pituitary-Thyroid Axes. *Horm Metab Res*, septiembre del 2005;37(9): 577-584.

21. Mancini, A., Di Segni, Ch., Raimondo, S., Olivieri, G., Silvestrini, A., Meucci, E. y D. Currò. Thyroid Hormones, Oxidative Stress, and Inflammation. *Mediators Inflamm*, 8 de marzo del 2016;6757154.

22. Lafuente, J. V., Bermúdez, G., Camargo-Arce, L. y S. Bulnes. Blood-Brain Barrier Changes in High Altitude. *CNS Neurol Disord Drug Targets*, 2016;15(9):1188-1197.

23. Rochfort, K. D. y P. M. Cummins. The Blood-Brain Barrier Endothelium: A Target for Pro-Inflammatory Cytokines. *Biochem Soc Trans*, agosto del 2015;43(4): 702-706.

24. Menard, C., Pfau, M. L., Hodes, G. E., Kana, V., Wang, V. X., Bouchard, S., Takahashi, A., Flanigan, M. E., Aleyasin, H., LeClair, K. B., Janssen, W. G., Labonté, B., Parise, E. M., Lorsch, Z. S., Golden, S. A., Heshmati, M., Tamminga, C., Turecki, G., Campbell, M., Fayad, Z. A., Tang, C. Y., Merad, M. y S. J. Russo. Social Stress Induces Neurovascular Pathology Promoting Depression. *Nat Neurosci*, diciembre del 2017;20(12):1752-1760.

25. Levedeba, M. A., Karganov, M. Y., Kozlova, Y. A., Gotovtceva, G. N., Tumurov, D. A., Gudkova, A. A. y A. B. Guekht. The Role of Autonomic Dysfunction in Pathogenesis of Irritable Bowel Syndrome. *Patol Fiziol Eksp Ter*, julio-septiembre del 2014;(3):37-44.

26. Bhatia, V. y R. K. Tandon. Stress and the Gastrointestinal Tract. *J Gastroenterol Hepatol*, marzo del 2005; 20(3): 332-339.

27. Molina-Torres, G., Rodríguez-Arrastía, M., Román, P., Sánchez-Labraca, N. y D. Cardona. Stress and the Gut Microbiota-Brain Axis. *Behav Pharmacol*, abril del 2019;30 (números especiales 2 y 3):187-200.

28. Bonaz, B., Bazin T. y S. Pellisier. The Vagus Nerve at the Interface of the Microbiota-Gut-Brain Axis. *Front Neurosci*, 7 de febrero del 2018;12:49.

29. Earley, R. L., Blumer, L. S. y M. S. Grober. The Gall of Subordination: Changes in Gall Bladder Function Associated with Social Stress. *Proc Biol Sci*, 7 de enero del 2004:271(1534):7-13.

30. Hewagalamulage, S. D., Lee, T. K., Clarke, I. J. y B. A Henry. Stress, Cortisol, and Obesity: A Role for Cortisol Responsiveness in Identifying Individuals Prone to Obesity. *Domest Anim Endocrinol*, julio del 2016;supl. 56:S112-S120.

31. Pearson, A. M. Muscle Growth and Exercise. *Crit Rev Food Sci Nutr*, 1990;29(3):167-196.

32. Shin, K. J., Lee, Y. J., Yang, Y. R., Park, S., Suh, P. G., Follo, M. Y., Cocco, L. y S. H. Ryu. Molecular Mechanisms Underlying Psychological Stress and Cancer. *Curr Pharm Des*, 2016;22(16);2389-2402.

33. Payne, J. K. State of the Science: Stress, Inflammation, and Cancer. *Oncol Nurs Forum*, septiembre del 2014;41(5),533-540.

34. Elefteriou, F. Chronic Stress, Sympathetic Activation and Skeletal Metastasis of Breast Cancer Cells. *Bonekey Rep*, 13 de mayo del 2015;4:693.

35. Afrisham, R., Paknejad, M., Soliemanifar, O., Sadegh-Nejadi, S., Meshkani. R. y D. Ashtary-Larky. The Influence of Psychological

Stress on the Initiation and Progression of Diabetes and Cancer. *Int J Endocrinol Metab*, 20 de abril del 2019;17(2):e67400.

36. Boris M., Miroslav, T. y H. L'ubica. Psychoneuroimmunology of Cancer - Recent Findings and Perspectives. *Klin Onkol*, otoño del 2018;31(5):345-352.

37. Meier, T. y M. Noll-Hussong. The Role of Stress Axes in Cancer Incidence and Proliferation. *Psychother Psychosom Med Psychol*, septiembre del 2014;64(9-10):341-344.

38. Cole, S. W. y A. K. Sood. Molecular Pathways: Beta-Adrenergic Signaling in Cancer. *Clin Cancer Res*, 1.° de marzo del 2012;18(5):1201-1206.

39. Hanns, P., Paczulla, A. M., Medinger, M., Konantz, M., Lengerke, C. Stress and Catecholamines Modulate the Bone Marrow Microenvironment to Promote Tumorigenesis. *Cell Stress*, 4 de junio del 2019;3(7):221-235.

40. Sharif, K., Watad, A., Coplan, L., Lichtbroun, B., Krosser, A., Lichtbroun, M., Bragazzi, N. L., Amital, H. Afek, A. y Y. Shoenfeld. The Role of Stress in the Mosaic of Autoimmunity: An Overlooked Association. *Autoimmun Rev*, octubre del 2018;17(10):967-983.

41. Faresjö, M. The Link Between Psychological Stress and Autoimmune Response in Children. *Crit Rev Immunol*, 2015;35(2):117-134.

42. Stojanovich, L. y D. Marisavljevich. Stress as a Trigger of Autoimmune Disease. *Autoimmun Rev*, enero del 2018;7(3):209-213.

43. Elenkov, I. J., Wilder, R. L., Chrousos, G. P. y E. S. Vizi. The Sympathetic Nerve - An Integrative Interface Between Two Supersystems: The Brain and the Immune System. *Pharmacol Rev*, diciembre del 2000;52(4), 595-638.

44. Del Rey, A. y H. O. Besedovsky. Sympathetic Nervous System-Immune Interactions in Autoimmune Lymphoproliferative Diseases. *Neuroimmunomodulation*, 2008;15(1):29-36.

45. Ross, I. L., Jones y J. M Blockman. We Are Tired of "Adrenal Fatigue". *S Afr Med J*, 28 de agosto del 2018;108(9):724-725.
46. Oyola, M. G. y R. J. Handa. Hypothalamic-pituitary-adrenal and Hypothalamic-pituitary-gonadal Axes: Sex Differences in Regulation of Stress Responsivity. *Stress*, septiembre del 2017;20(5):476-494.
47. Joseph, J. J. y S. H. Golden. Cortisol Dysregulation: The Bidirectional Link Between Stress, Depression, and Type 2 Diabetes Mellitus. *Ann N Y Acad Sci*, marzo del 2017;1391(1): 20-34.
48. Chinn, S., Caldwell, W. y K. Gritsenko. Fibromyalgia Pathogenesis and Treatment Options Update. *Curr Pain Headache Rep*, abril del 2016;20(4):25.
49. Sluka, K. A. y D. J. Clauw. Neurobiology of Fibromyalgia and Chronic Widespread Pain. *Neuroscience*, 3 de diciembre del 2016;338:114-129.
50. Casale, R., Sarzi-Puttini, P., Botto, R., Alciati, A., Batticciotto, A., Marotto, D., Torta, R. Fibromyalgia and the Concept of Resilience. *Clin Exp Rheumatol*, enero-febrero del 2019;supl. 37:16(1):105-113.
51. Moon, H-J, Seo, J-G y S-P Park. Perceived Stress in Patients with Migraine: A Case-Control Study. *J Headache Pain*, diciembre del 2017;18(1):73.
52. Lippi, G. y C. Mattiuzzi. Cortisol and Migraine: A Systematic Literature Review. *Agri*, julio del 2017;29(3):95-99.
53. Berry, J. K. M. y P. D. Drummond. Psychological Generators of Stress-Headaches. *J Behav Med*, febrero del 2018;41(1):109-121.
54. Blom, S., Andersson, T. B. y L. Förlin. Effects of Food Deprivation and Handling Stress on Head Kidney 17alpha-hydroxyprogesterone 21-hydroxylase Activity, Plasma Cortisol and the Activities of Liver Detoxification Enzymes in Rainbow Trout. *Aquat Toxicol*, 1.° de marzo del 2000;48(2-3):265-274.

55. Elder, G. J., Wetherell, M. A., Barclay, N. L. y J. G. Ellis. The Cortisol Awakening Response - Applications and Implications for Sleep Medicine. *Sleep Med Rev*, junio del 2014;18(3):215-224.

56. Van Cauter, E., Spiegel, K., Tasali, E. y R. Leproult. Metabolic Consequences of Sleep and Sleep Loss. *Sleep Med*, septiembre del 2008;supl. 9:1(01):S23-S28.

57. Kallestad, H., Jacobsen, H. B., Landrø, N. I., Borchgrevink, P. C. y T. C. Stiles. The Role of Insomnia in the Treatment of Chronic Fatigue. *J Psychosom Res*, mayo del 2015;78(5):427-432.

58. Cesta, C. E., Johansson, A. L. V., Hreinsson, J., Rodríguez-Wallberg, K. A., Olofsson, J. I., Holte, J., Håkan, H., Wramsby, M., Cnattingius, S., Skalkidou, A. y A. Nyman-Iliadou. A Prospective Investigation of Perceived Stress, Infertility-Related Stress, and Cortisol Levels in Women Undergoing in Vitro Fertilization: Influence on Embryo Quality and Clinical Pregnancy Rate. *Acta Obstet Gynecol Scand*, marzo del 20018;97(3):258-268.

59. Nery, S. F., Paiva, S. P. C., Vieira, E. L., Barbosa, A. B., Sant'Anna, E. M., Casalechi, M., De la Cruz, C., Teixeira, A. L. y F. M. Reis. Mindfulness-based Program for Stress Reduction in Infertile Women: Randomized Controlled Trial. *Stress Health*, febrero del 2019;35(1):49-58.

60. Sanders, K. M., Kawwass, J. F., Loucks, T. y S. L. Berga. Heightened Cortisol Response to Exercise Challenge in Women with Functional Hypothalamic Amenorrhea. *Am J Obstet Gynecol*, febrero del 2018;218(2):230. e1-230.e6.

61. Abbasihormozi, S. H., Babapour, V., Kouhkan, A., Niasari Naslji, A., Afraz, K., Zolfaghary, Z. y A. H. Shahverdi. Stress Hormone and Oxidative Stress Biomarkers Link Obesity and Diabetes with Reduced Fertility Potential. *Cell J*, octubre del 2019;21(3):307-313.

62. Caparrós-González, R. A., Romero-González, B., Strivens-Vílchez, H., González-Pérez, R., Martínez-Augustin, O. y M. I.

Peralta-Ramírez. Hair Cortisol Levels, Psychological Stress and Psychopathological Symptoms as Predictors of Postpartum Depression. *PLoS One*, 28 de agosto del 2017;12(8). e0182817.

63. Cox, E. Q., Stuebe, A., Pearson, B., Grewen, K., Rubinow, D. y S. Meltzer-Brody. Oxytocin and HPA Stress Axis Reactivity in Postpartum Women. *Psychoneuroendocrinology*, mayo del 2015;55:164-172.

64. Deligiannidis, K. M., Kroll-Desrosiers, A. R., Svenson, A., Jaitly, N., Barton, B. A., Hall, J. E. y A. J. Rothschild. Cortisol Response to the Trier Social Stress Test in Pregnant Women at Risk for Postpartum Depression. *Arch Womens Ment Health*, octubre del 2016;19(5):789-797.

65. Braig, S., Grabher, F., Ntomchukwu, C., Reister, F., Stalder, T., Kirschbaum C., Rothenbacher, D. y J. Genuneit. The Association of Hair Cortisol with Self-Reported Chronic Psychosocial Stress and Symptoms of Anxiety and Depression in Women Shortly After Delivery. *Paediatr Perinat Epidemiol*, marzo del 2016;30(2):97-104.

66. Rogers, G., Goodman, C., Mitchell, D. y J. Hattingh. The Response of Runners to Arduous Triathlon Competition. *Eur J Appl Physiol Occup Physiol*, 1986;55(4):405-409.

67. Oliver Neubauer, O., König, D. y K-H. Wagner. Recovery After an Ironman Triathlon: Sustained Inflammatory Responses and Muscular Stress. *Eur J Appl Physiol*, octubre del 2008;104(3):417-426.

68. Menicucci, D., Piarulli, A., Mastorci, F., Sebastiani, L., Laurino, M., Garbella, E., Castagnini, C., Pellegrini, S., Lubrano, V., Bernardi, G., Metelli, M., Bedini, R., L'abbate, A., Pingitore, A. y A. Gemignani. Interactions Between Immune, Stress-Related Hormonal and Cardiovascular Systems Following Strenuous Physical Exercise. *Arch Ital Biol*, septiembre del 2013;151(3):126-136.

69. Cozma, S., Dima-Cozma, L. C., Ghiciuc, C. M., Pasquali, V., Sa-ponaro, A. y F. R. Patacchioli. Salivary Cortisol and α-Amylase: Subclinical Indicators of Stress as Cardiometabolic Risk. *Braz J Med Biol Res*, 6 de febrero del 2017;50(2). e5577.

70. Bibbey, A., Carroll, D., Ginty, A. T. y A. C. Phillips. Cardiovascular and Cortisol Reactions to Acute Psychological Stress Under Conditions of High Versus Low Social Evaluative Threat: Associations with the Type D Personality Construct. *Psychosom Med*, junio del 2015;77(5):599-608.

71. Jönsson, P., Österberg, K., Wallergård, M., Hansen, A. M., Garde, A. H., Johansson, G. y B. Karlson. Exhaustion-related Changes in Cardiovascular and Cortisol Reactivity to Acute Psychosocial Stress. *Physiol Behav*, 1.º de noviembre del 2015;151:327-337.

72. Samuels, M. A. The Brain-Heart Connection. *Circulation*, 3 de julio del 2007;116(1):77-84.

73. Esch, T., Stefano, G. B., Fricchione, G. L. y H. Benson. Stress-related Diseases - A Potential Role for Nitric Oxide. *Med Sci Monit*, junio del 2002;8(6):RA103-RA118.

Capítulo 4

1. Panossian, A. y G. Wikman. Pharmacology of *Schisandra Chinensis* Baill.: An Overview of Russian Research and Uses in Medicine. *J Ethnopharmacol*, 23 de julio del 2008;118(2):183-212.

2. Choudhar, D., Bhattacharyya, S. y K. Joshi. Body Weight Management in Adults Under Chronic Stress Through Treatment with Ashwagandha Root Extract: A Double-Blind, Randomized, Placebo-Controlled Trial. *J Evid Based Complementary Altern Med*, enero del 2017;22(1):96-106.

3.   Johnson, S. A. (2015) *Evidence-Based Essential Oil Therapy*, Orem, UT: Scott A. Johnson Professional Writing Services, LLC.

4.   Chandrasekhar, K., Kapoor, J. y S. Anishetty. A Prospective, Randomized Double-Blind, Placebo-Controlled Study of Safety and Efficacy of a High-Concentration Full-Spectrum Extract of Ashwagandha Root in Reducing Stress and Anxiety in Adults. *Indian J Psychol Med*, julio del 2012;34(3):255-262.

5.   Jówko, E., Sadowski, J., Długołęcka, B., Gierczuk, D., Opaszowski, B. e I. Cieśliński. Effects of *Rhodiola rosea* Supplementation on Mental Performance, Physical Capacity, and Oxidative Stress Biomarkers in Healthy Men. *J Sport Health Sci*, octubre del 2018;7(4):473-480.

6.   Olsson, E. M., Von Schéele, B. y A. G. Panossian. A Randomised, Double-Blind, Placebo-Controlled, Parallel-Group Study of the Standardised Extract SHR-5 of the Roots of *Rhodiola rosea* in the Treatment of Subjects with Stress-Related Fatigue. *Planta Med*, febrero del 2009;75(2):105-112.

7.   Panossian, A., Hambardzumyan, M., Hovhanissyan, A. y G. Wikman. The Adaptogens Rhodiola and Schizandra Modify the Response to Immobilization Stress in Rabbits by Suppressing the Increase of Phosphorylated Stress-Activated Protein Kinase, Nitric Oxide and Cortisol. *Drug Target Insights*, 2007;2:39-54.

8.   Panossian, A. y G. Wikman. Evidence-based Efficacy of Adaptogens in Fatigue, and Molecular Mechanisms Related to Their Stress-Protective Activity. *Curr Clin Pharmacol*, septiembre del 2009;4(3):98-219.

9.   Choudhary, D., Bhattacharyya, S. y K. Joshi. Body Weight Management in Adults Under Chronic Stress Through Treatment with Ashwagandha Root Extract: A Double-Blind, Randomized, Placebo-Controlled Trial. *J Evid Based Complementary Altern Med*, enero del 2017;22(1):96-106.

10. McCabe, D., Lisy, K., Lockwood, C. y M. Colbeck. The Impact of Essential Fatty Acid, B Vitamins, Vitamin C, Magnesium and Zinc Supplementation on Stress Levels in Women: A Systematic Review. *JBI Database System Rev Implement Rep*, febrero del 2017;15(2):402-453.

11. Dmitrašinović, G., Pešić, V., Stanić, D., Plećaš-Solarović, B. Dajak, M. y S. Ignjatović. ACTH, Cortisol and IL-6 Levels in Athletes Following Magnesium Supplementation. *J Med Biochem*, 2 de noviembre del 2016;35(4):375-384.

12. Du, J., Zhu, M., Bao, H., Li, B., Dong, Y., Xiao, C., Zhang, G. Y., Henter, I., Rudorfer, M. y B. Vitiello. The Role of Nutrients in Protecting Mitochondrial Function and Neurotransmitter Signaling: Implications for the Treatment of Depression, PTSD, and Suicidal Behaviors. *Crit Rev Food Sci Nutr*, 17 de noviembre del 2016;56(15);2560-2578.

13. Kilic, Y., Cetin, H. N., Sumlu, E., Pektas, M. B., Koca, H. B. y F. Akar. Effects of Boxing Matches on Metabolic, Hormonal, and Inflammatory Parameters in Male Elite Boxers. *Medicina (Kaunas)*, 18 de junio del 2019;55(6).

14. Papakonstantinou, E., Kechribari, I., Sotirakoglou, K., Tarantilis, P., Gourdomichali, T., Michas, G., Kravvariti, V., Voumvourakis, K. y A. Zampelas. Acute Effects of Coffee Consumption on Self-Reported Gastrointestinal Symptoms, Blood Pressure and Stress Indices in Healthy Individuals. *Nutr J*, 15 de marzo del 2016;15:26.

15. Roderigo, T., Benson, S., Schöls, M., Hetkamp, M., Schedlowski, M., Enck, P. y S. Elsenbruch. Effects of Acute Psychological Stress on Placebo and Nocebo Responses in a Clinically Relevant Model of Visceroception. *Pain*, agosto del 2017;158(8):1489-1498.

16. F Benedetti, F., Lanotte, M., Lopiano, L. y L. Colloca. When Words Are Painful: Unraveling the Mechanisms of the Nocebo Effect. *Neuroscience*, 29 de junio del 2007;47(2):260-271.

17. Finniss, D. G. Placebo Effects: Historical and Modern Evaluation. *Int Rev Neurobiol*, 2018;139:1-27.

18. Požgain, I., Požgain, Z. y D. Degmečić. Placebo and Nocebo Effect: A Mini-Review. *Psychiatr Danub*, junio del 2014;26(2):100-107.

19. Kaptchuk, T. J. y F. G. Miller. Placebo Effects in Medicine. *N Engl J Med*, 2 de julio del 2015;373(1):8-9.

20. Ballhausen, N., Kliegel, M. y U. Rimmele. Stress and Prospective Memory: What Is the Role of Cortisol? *Neurobiol Learn Mem*, mayo del 2019;161:169-174.

21. White, D. J., De Klerk, S., Woods, W., Gondalia, S., Noonan, Ch. y A. B. Scholey. Anti-Stress, Behavioural and Magnetoencephalography Effects of an L-Theanine-Based Nutrient Drink: A Randomised, Double-Blind, Placebo-Controlled, Crossover Trial. *Nutrients*, 19 de enero del 2016;8(1).

22. Zimmermann-Viehoff, F., Steckhan, N., Meissner, K., Deter, H-Ch. y C. Kirschbaum. Influence of a Suggestive Placebo Intervention on Psychobiological Responses to Social Stress: A Randomized Controlled Trial. *J Evid Based Complementary Altern Med*, enero del 2016;21(1):3-9.

23. Pascoe, M. C., Thompson, D. R., Jenkins, Z. M. y Ch. F. Ski. Mindfulness Mediates the Physiological Markers of Stress: Systematic Review and Meta-Analysis. *J Psychiatr Res*, diciembre del 2017;95:156-178.

24. Pascoe, M. C., Thompson, D. R. y Ch. F. Ski. Yoga, Mindfulness-Based Stress Reduction and Stress-Related Physiological Measures: A Meta-Analysis. *Psychoneuroendocrinology*, diciembre del 2017;86:152-168.

25. Wagner Robb, S., Haslam, A., Wirth, M. D., Gay, J. L., Middleton, L., Healy, M. y J. R. Hebert. Relationship Between Meditation and Waking Salivary Cortisol Secretion Among Long-Term MBSR Instructors. *Complement Med Res*, 2019;26(2):101-109.

26. Vilanova Araujo, R., Carvalho Fernandes, A. F., Sampaio Nery, I., Leite Rangel Andrade, E. M., Tolstenko Nogueira, L. y Carvalho Azevedo, F. H. Meditation Effect on Psychological Stress Level in Women with Breast Cancer: A Systematic Review. *Rev Esc Enferm USP*, 2 de diciembre del 2019;53. e03529.

27. Gamaiunova, L., Brandt, P-Y., Bondolfi, G. y M. Kliegel. Exploration of Psychological Mechanisms of the Reduced Stress Response in Long-Term Meditation Practitioners. *Psychoneuroendocrinology*, junio del 2019;104:143-151.

28. Carlson, L. E., Zelinski, E., Toivonen, K., Flynn, M., Qureshi, M., Piedalue, K-A. y R. Grant. Mind-Body Therapies in Cancer: What Is the Latest Evidence? *Curr Oncol Rep*, 18 de agosto del 2017;19(10):67.

29. Ngamkham, S., Holden, J. E. y E. L. Smith. A Systematic Review: Mindfulness Intervention for Cancer-Related Pain. *Asia Pac J Oncol Nurs*, abril-junio del 2019;6(2):161-169.

30. Vélez-Flórez, G., Vélez-Flórez, M. C., Mantilla-Rivas, J. O., Patarroyo-Rodríguez, L., Borrero-León, RR. y S. Rodríguez-León. Mind-Body Therapies in Childhood Cancer. *Curr Psychiatry Rep*, 21 de julio del 2018;20(8):58.

31. Field, T. Yoga Research Review. *Complement Ther Clin Pract*, agosto del 2016;24:145-161.

32. Jindal, V., Gupta, S. y R. Das. Molecular Mechanisms of Meditation. *Mol Neurobiol*, diciembre del 2013;48(3):808-811.

33. Levine, G. N., Lange, R. A., Bairey-Merz, C. N., Davidson, R. J., Jamerson, K., Mehta, P. K., Michos, E. D., Norris, K., Ray, I. B., Saban, K. L., Shah, T., Stein, R., Smith, S. C., Jr, American Heart Association Council on Clinical Cardiology; Council on Cardiovascular and Stroke Nursing, y Council on Hypertension. Meditation and Cardiovascular Risk Reduction: A Scientific

Statement from the American Heart Association. *J Am Heart Assoc*, 28 de septiembre del 2017;6(10).

34. Chételat, G., Lutz, A., Arenaza-Urquijo, E., Collette, F., Klimecki, O. y N. Marchant. Why Could Meditation Practice Help Promote Mental Health and Well-Being in Aging? *Alzheimers Res Ther*, 22 de junio del 2018;10(1):57.